Achtsamkeit für Kinder

Achtsamkeit mit Kindern trainieren durch Achtsamkeitsübungen - Entspannt und sicher in der Entwicklung

von

Birgit Lenkte

1. Auflage 2019

Haftungsausschluss

Die Informationen, die Sie in diesem Buch finden, wurden mit größter Sorgfalt aufbereitet. Der Autor übernimmt keinerlei Gewähr für die Aktualität, Korrektheit, Vollständigkeit oder Qualität der bereitgestellten Informationen und weiteren Informationen. Haftungsansprüche gegen den Autor, welche sich auf Schäden materieller oder ideeller Art beziehen, die durch die Nutzung oder Nichtnutzung der dargebotenen Informationen bzw. durch die Nutzung fehlerhafter und unvollständiger Informationen verursacht wurden, sind grundsätzlich ausgeschlossen, sofern seitens des Autors kein nachweislich vorsätzliches oder grob fahrlässiges Verschulden vorliegt.

Das Buch enthält Links zu Informationen Dritter, auf deren Inhalte der Autor keinen Einfluss hat. Deshalb kann er für die fremden Inhalte auch keine Gewähr übernehmen. Für die Inhalte der verlinkten Seiten ist stets der jeweilige Anbieter oder Betreiber der Seiten verantwortlich. Die verlinkten Seiten wurden zum Zeitpunkt der Verlinkung auf mögliche Rechtsverstöße überprüft. Rechtswidrige Inhalte waren zum Zeitpunkt der Verlinkung nicht erkennbar.

Birgit Lenkte, 2018

Inhaltsverzeichnis

Einführung in die Achtsamkeit

Sie wünschen sich genügend Zeit für gemeinsame Aktivitäten mit Ihren Kindern und wollen ihnen dabei alles Wichtige für ein erfülltes Leben mitgeben? Dann geht es Ihnen wie vielen Eltern und es gibt eine gute Nachricht: Achtsamkeit im Umgang mit Ihren Kindern ist wahrscheinlich die beste Möglichkeit, um dieses Ziel zu erreichen.

Achtsamkeit ist mittlerweile in aller Munde. Man liest den Begriff immer häufiger und die Angebote für Achtsamkeitstraining werden immer vielfältiger. Doch woher kommt der Trend und warum ist er so gefragt?

Achtsamkeit stammt ursprünglich aus dem Buddhismus, hat mittlerweile aber schon längst seinen Weg in die westliche Medizin gefunden und wird für viele als Lebensweise immer interessanter. Grund hierfür sind unsere momentanen gesellschaftlichen Strukturen und die damit verbundenen Herausforderungen. Die Schnelllebigkeit und Reizüberflutung unserer heutigen Welt führen zunehmend zu Stress. Als Konsequenz entsteht ein wachsendes Bedürfnis nach Stressbewältigungsmethoden und Entschleunigung. Unsere allgemeine Dauererreichbarkeit, z.B. durch unser Handy, führt zu einer Zerstreuung unserer Aufmerksamkeit und mindert unsere Konzentrationsfähigkeit. Wissenschaftler nennen dieses Phänomen *Continuous Partial Attention*[1]. Immer mehr junge Menschen leiden zudem an psychischen Erkrankungen wie Depressionen und Burnout und steigern somit die Nachfrage nach Präventionsmaßnahmen. Viele suchen außerdem nach authentischen Erfahrungen und realen Beziehungen, um einen Ausgleich zur ihrer virtuellen Präsenz zu schaffen.

Eine achtsame Lebensweise wirkt dieser permanenten Anspannung und Realitätsentfremdung entgegen und ermöglicht eine bewusste Wahrnehmung des Moments.

Im Gegensatz zu Erwachsenen, bei denen sich Angewohnheiten und Verhaltensmuster bereits verfestigt haben, sind Kinder dagegen noch aufnahmefähiger und lernfähiger. Wenn sie von Anfang an ein Bewusstsein für einen achtsamen Umgang mit sich und anderen erlernen, trägt dies zu ihrer psychischen Entwicklung bei und beugt schlechten bzw. selbstschädigenden Angewohnheiten vor. Achtsamkeitstraining stärkt die mentale Gesundheit Ihres Kindes.

---

[1] https://lindastone.net/qa/continuous-partial-attention/

Achtsamkeit kann man also erlernen und trainieren und sie bringt viele Vorteile mit sich. Dieses Buch bietet Ihnen eine Anleitung und zahlreiche Übungen, um gemeinsam mit ihrem Kind bewusster zu leben.

Was genau ist Achtsamkeit?

Achtsamkeit ist im weitesten Sinne ein Bewusstseinszustand, bei dem unsere Aufmerksamkeit auf das Hier und Jetzt gerichtet ist. Um dies besser zu verstehen, schauen wir uns zuerst einmal an, wann wir nicht achtsam sind.

Unachtsamkeit entsteht durch Gewohnheiten, Routine oder Grübeln. Wir sind nicht achtsam, wenn wir uns mit der Vergangenheit oder mit Sorgen der Zukunft beschäftigen. Immer dann, wenn wir mit den Gedanken nicht in der Gegenwart sind, sind wir unachtsam. Als Folge können wir uns oft nicht einmal an bestimmte Details aus dem gerade erlebten Moment erinnern. Wissen Sie, wie viel Sie gerade an der Supermarktkasse bezahlt haben? Oder was genau Ihr Kind über den heutigen Schultag erzählt hat? Vielleicht waren Sie gerade in Gedanken bei Ihrer To-Do-Liste oder einem Gespräch mit einem Kollegen, was sie noch beschäftigt. Vor allem bei alltäglichen Aktivitäten, wie Zähneputzen, schweifen unsere Gedanken immer wieder ab und landen bei anderen Themen. Unser Geist entfernt sich von der Gegenwart und wir können nicht mehr alle Eindrücke verarbeiten.

Achtsam sind wir hingegen, wenn unsere Sinne auf die gegenwärtigen Eindrücke gerichtet sind. Wer diese aufmerksam wahrnimmt und akzeptiert, ohne zu bewerten, der ist achtsam. Achtsamkeit trägt somit zu einer offenen, nicht wertenden Haltung bei, die auf Akzeptanz und einer wohlgesinnten Selbstwahrnehmung basiert.

Eine achtsame Lebensweise zu führen, bedeutet also, mit der gesamten Aufmerksamkeit in der Gegenwart anwesend zu sein und Gedanken aus Vergangenheit und Zukunft loszulassen. Dinge achtsam wahrzunehmen setzt voraus, dass Sie offen und mit Neugier in neue Situationen gehen, um alle Eindrücke zu aufzunehmen.

Wie man achtsamer wird

Achtsam zu sein, bedeutet nicht nur, die Gegenwart unvoreingenommenen und mit voller Aufmerksamkeit wahrzunehmen, sondern auch den Zusammenhang zwischen Gedanken, Gefühlen und unseren Reaktionen zu erkennen. Auch Körperempfindungen werden bewusst wahrgenommen und wir können aktiv auf Warnsignale unseres Körpers reagieren. So können wir beispielsweise Anzeichen von Stress und erste Erkältungszeichen schneller identifizieren und entsprechend handeln. Doch wie können wir unsere Achtsamkeit steigern?

Um achtsamer zu sein, müssen wir zuerst unsere Wahrnehmung schulen. Müssen erkennen, welche Gedanken uns beschäftigen und beobachten, welchen Effekt sie auf unser körperliches Befinden haben. Wichtig ist, dass wir alle Eindrücke, egal ob positiv oder negativ, erst einmal akzeptieren und dem Drang widerstehen, sofort etwas ändern zu wollen. In einem weiteren Schritt beobachten wir unsere Denkmuster und ihre Wirkung auf unseren Entscheidungsprozess. Den meisten unter uns ist nicht einmal bewusst, wie sehr Denkmuster unser Handeln bestimmen. Unser Geist kann aktiv wählen zu akzeptieren, eine Veränderung hervorzurufen oder Widerstand zu leisten. Dank dieser Erkenntnis können wir Entscheidungen bewusster treffen und haben die Wahl, alten Denkmustern oder alternativen Ideen zu folgen. Kinder lernen so auch selbstbestimmter zu handeln und gewisse Umstände zu hinterfragen.

Durch diese Weise der Wahrnehmung und Verarbeitung unserer Gedanken handeln wir überlegter und weniger impulsiv. Unsere Empathie uns selbst und anderen gegenüber wird gestärkt und wir üben uns in *Gleichmut*. *Gleichmut* ist die seelische Balance oder auch innere Ruhe. In diesem geistigen Gleichgewicht haben wir ein ausgeglichenes Verhältnis zu positiven wie negativen Erlebnissen, Freude und Leid sowie in Erfolg und Scheitern. Wer *Gleichmut* besitzt, wird weder durch einen Misserfolg entmutigt, noch durch einen Erfolg beflügelt.[2]

Achtsamkeit ist keineswegs etwas völlig Unbekanntes, was von Grund auf neu erlernt werden muss. Jeder von uns kann achtsam sein und ist es auch schon gewesen. Wir verlernen es nur schnell und je länger wir nicht achtsam waren, desto schwerer fällt es uns, Achtsamkeit wieder in unseren Alltag zu integrieren. Achtsamkeitstraining hilft dabei, uns daran

---

[2] *How to cultivate virtues und eradicate vice*, Swami Sivananda, 2008

zu erinnern, wie man achtsam ist und in welchen Situationen Achtsamkeit geübt werden kann. Kinder sind uns in Sachen Achtsamkeit sogar voraus und getrieben von ihrer Neugier und noch ohne verfestigte Gewohnheiten, erleben sie Momente unvoreingenommener und wacher als Erwachsene. Achtsamkeitstraining hilft Kindern, diese Neugier, Aufmerksamkeit und Unvoreingenommenheit zu bewahren und in das Erwachsenenalter mitzunehmen.

Warum Achtsamkeit mit Kindern?

Die zuvor beschriebenen gesellschaftlichen Herausforderungen haben ebenfalls Auswirkungen auf unsere Kinder. Zum einen wachsen Kinder mit einer zunehmend digitalen und somit virtuellen Welt auf und sind einer ununterbrochen mit äußeren Reizen und Ablenkungen konfrontiert. Zum anderen wirkt sich die Anspannung und Rastlosigkeit der Eltern auf sie aus. So entsteht bei vielen Kindern schnell ein Ungleichgewicht zwischen Aktivität und Ruhephase. Hinzu kommt oftmals gesellschaftlicher Druck durch den Vergleich mit Gleichaltrigen. Es gibt für alles ein Alter, bis zu dem Ihr Kind gewisse Fähigkeiten erlernt haben sollte. Sei es sich selbst anzuziehen, trocken zu werden, mit Besteck zu essen, Fahrrad zu fahren oder zu schwimmen. Der Druck ist da, gleichauf mit anderen zu sein. Weder Sie noch Ihr Kind können diesen äußeren Druck abschaffen. Sie können Ihrem Kind jedoch die Fähigkeit vermitteln, mit dem Druck umzugehen, und sich nicht selbst noch mehr Stress zu machen. Durch Achtsamkeitstraining wird die Selbstwahrnehmung, Selbstregulation, Selbstberuhigung und Selbstverantwortung Ihres Kindes gestärkt. So lernt Ihr Kind mit Leistungsdruck umzugehen und auf sich selbst achtzugeben.

Achtsamkeit mit Kindern zu leben, heißt aber auch selbst achtsam mit dem eigenen Kind umzugehen. Eine Studie zeigt, dass ein achtsamer Umgang in deutschen Familien nicht selbstverständlich ist. Etwa ein Drittel der befragten

Kinder fühlt sich wenig beachtet[3]. Sie gaben beispielsweise an, nicht regelmäßig gefragt zu werden, wie sie ihren Tag erlebt haben. Auch Zuneigung in Form von Worten erfährt nicht jedes Kind. Wann haben Sie Ihrem Kind das letzte Mal gesagt, dass Sie es liebhaben?

Kinder, die sich beachtet und wertgeschätzt fühlen, fühlen sich gestärkt und stehen neuen Herausforderungen mit weniger Angst gegenüber. Sie haben außerdem das Gefühl, ein gutes Verhältnis zu ihren Eltern zu haben und ihre Sorgen mit ihnen teilen zu können. Ihre Achtsamkeit als Elternteil wirkt sich also auch auf die Selbstwahrnehmung Ihres Kindes aus.

---

[3] *Achtsamkeit in Deutschland,* Studie der Universität Bielefeld im Auftrag der Bepanthen Kinderförderung, 2017

Die Effekte von Achtsamkeitstraining

Achtsamkeitstraining hat eine Vielzahl von positiven Effekten auf die Entwicklung, Gesundheit und das Wohlbefinden Ihres Kindes. Achtsamkeit im Allgemeinen bewirkt:

- Die vollkommene geistige und körperliche Anwesenheit im gegenwärtigen Augenblick (den Modus des Seins)
- Ein größeres Gesamtbild und Verständnis der Situation und Umstände
- Entspannung, innere Ruhe und Entschleunigung durch emotionale Ausgeglichenheit
- Eine wohlwollende Haltung und enge Beziehung zu sich selbst
- Intensivere Wahrnehmung persönlicher Empfindungen und Gefühle anderer
- Die Akzeptanz der Dinge und den Umgang mit Nicht-Wissen

Aus pädagogischer Sicht wurden bereits etliche, noch weitreichendere Effekte nachgewiesen. Demnach hilft Achtsamkeitstraining dabei, Emotionen und Empfindungen bei sich und anderen zu erkennen und diesen mit einer offenen und akzeptierenden Haltung zu begegnen. Als Folge sind Kinder mitfühlender gegenüber sich selbst und anderen.

Auch die emotionale Selbstregulation Ihres Kindes wird gefördert und führt zu weniger emotionalen Kurzschlussreaktionen.[4] Aggressionen von Kindern untereinander kann somit entgegengewirkt werden. Achtsamkeitstraining wirkt sich ebenso auf die Leistungsfähigkeit aus. Kinder lernen sich besser zu konzentrieren, mit Stress und Druck umzugehen und Entscheidungen zu treffen.

Ein weiterer, sehr wichtiger Aspekt im Zusammenhang mit Achtsamkeitstraining ist der Umgang mit Ängsten. Negative Gedanken und Ängste können zu unfreiwilligen Verhaltensmustern und im schlimmsten Fall zu Panik führen. Statt Gefühle und Gedanken zu unterdrücken, lernen Kinder durch Achtsamkeit auch Negatives anzunehmen.

Angstgedanken dürfen sogar weitergeführt werden, da sie so anschließend leichter losgelassen werden können. Dies gelingt, wenn die Kinder gelernt haben, zu akzeptieren und nicht zu bewerten.

Der Zusammenhang zwischen geistiger und physischer Stärke ist kein Geheimnis mehr und so hat auch Achtsamkeit weitreichende Effekte auf die mentale und körperliche Gesundheit Ihres Kindes.[5]

[4,5] *Pädagogik der Achtsamkeit*, Dr. Karhlheinz Valtl, 2018

Achtsamkeitstraining:

- reduziert Subjektives Stressempfinden und psychische Symptome (Angst, Depression, etc.)
- trägt zu einem Gesunden Essverhalten bei
- steigert Wohlbefinden, Resilienz und Schlafqualität durch innere Ausgeglichenheit
- stärkt das Immunsystem
- wirkt (stressbedingten) Muskelverspannungen vor

Im Weiteren werden emotionale Intelligenz, verbesserte Leistungsfähigkeit und die Persönlichkeitsentwicklung Ihres Kindes als drei besonders wichtige Effekte näher erläutert.

Emotionale Intelligenz

Achtsamkeit fördert die Verarbeitung von Eindrücken. Die bewusste Auseinandersetzung mit Erlebnissen hilft dem Kind besser mit schwierigen Situationen umzugehen. Wenn Kinder den achtsamen Umgang mit ihren Gefühlen und Erfahrungen früh lernen, wird ihnen dies ihr ganzes Leben lang dienen. Achtsamkeit verbessert langfristig die emotionale Intelligenz. Eine Fähigkeit, die bei der wahren Flut an Reizen, denen Kindern heutzutage ausgesetzt sind, immer mehr an Bedeutung gewinnt.

Stress und Schnelllebigkeit komplett zu entkommen, ist in unserer modernen Gesellschaft quasi unmöglich. Deshalb ist es umso entscheidender, dass Kinder lernen, sich von eben diesem Stress und gesellschaftlichem Druck zu distanzieren. Dies hilft ihnen, Situationen klarer und objektiver wahrzunehmen und sich nicht selbst noch zusätzlichen Druck zu machen oder gar zu verzweifeln. Diese Fähigkeit der emotionalen Intelligenz hilft ihnen ebenfalls, ihre eigenen Gefühle von denen anderer zu unterscheiden und Probleme besser zu bewältigen.

Ein weiterer Aspekt der emotionalen Intelligenz ist die Empathie. Achtsamkeit ermöglicht ihrem Kind, sich in andere hineinzuversetzen und deren Gefühle nachzuvollziehen. Diese Fähigkeit wirkt sich positiv auf alle bestehenden und zukünftigen sozialen Beziehungen Ihres Kindes aus.

Zuletzt spielt die Selbstregulation, auch Emotionsregulation genannt, eine wichtige Rolle im Zusammenhang mit emotionaler Intelligenz. Dabei lernen Kinder den Umgang mit ihren eigenen Emotionen und entwickeln eine Weitsicht für emotional gesteuertes Verhalten. Gefühle beeinflussen Einstellung und Handeln Ihres Kindes. So können negative Gefühle wie Angst, Trauer oder Wut zu Demotivation, Frust, Versagensängsten oder sogar Aggression führen. Dies beeinflusst nicht nur das Miteinander zu Hause, sondern wirkt sich auch auf schulische Leistungen und Freundschaften aus. Achtsamkeitstraining fördert die Auseinandersetzung mit Emotionen und verringert somit Reizbarkeit, Ängste und Aggressionspotential. Kinder leiden seltener unter Prüfungs- oder Versagensängsten, sind motivierter, handeln weniger impulsiv und lassen sich nicht so schnell in Konflikte verwickeln. Sie handeln stattdessen überlegter und können positive und negative Emotionen besser einordnen.

Verbesserte Leistungsfähigkeit

Wissenschaftliche Erkenntnisse zeigen, dass sich Achtsamkeitstraining positiv auf die Leistungs- und Konzentrationsfähigkeit von Kindern auswirkt.[6]

Gleich mehrere Aufmerksamkeitsebenen werden durch Achtsamkeit gestärkt. Kinder üben ihre selektive Aufmerksamkeit und können so besser fokussieren. Die allgemeine Ausdauer wird verlängert und Kindern fällt es leichter, länger konzentriert zu bleiben. Vor allem aber, und das ist gerade in unserer heutigen Gesellschaft entscheidend, lernen Kinder durch Achtsamkeit, Ablenkungen leichter auszublenden und verbessern somit ihre exekutive Aufmerksamkeit.

Auch die Aufmerksamkeit im Umgang mit anderen wird vertieft. So fällt es achtsamen Kindern leichter, anderen aufmerksam zuzuhören.

Wie bereits beschrieben, wirkt sich Achtsamkeit auf das Stressempfinden aus und vermindert so Prüfungsangst und Versagensängste. Kinder sind offener für neue Herausfor-

---

[6] *Achtsamkeit an Schulen,* **Pilotstudie AISCHU**, 2012

derungen und merken sich Dinge leichter. Durch Achtsamkeit lernen sie das richtige Verhältnis zwischen An- und Entspannung, was sich wiederum positiv auf ihre Gedächtnisleistung auswirkt.

Anspannung gibt es durch Schule, Hausaufgaben, Sport/Instrument/Hobby und Medienkonsum genug – Achtsamkeit trägt durch Entspannungsphasen dazu bei, einen Ausgleich zu schaffen. Diese Ruhephasen für das Gehirn fördern zudem die Kreativität. Denn entspannte Menschen haben oft die besten Ideen.

Zuletzt verbessert Achtsamkeitstraining die Entscheidungskompetenz und Anpassungsfähigkeit Ihres Kindes. Achtsame Kinder zeigen ein flexibleres Verhalten und können besser mit neuen Situationen umgehen.

Ein glückliches und gesundes Kind

Das eigene Kind glücklich zu sehen, ist wohl der größte Wunsch aller Eltern. Achtsamkeitstraining kann Ihrem Kind helfen, seinen eigenen Weg zu finden und somit auch sein eigenes Glück. Durch das achtsame Betrachten von Geschehnissen lernt Ihr Kind, ab und zu inne zu halten und die Situation von außen zu betrachten. Dieser Weitwinkel ermöglicht ihm, das Gesamtbild zu erkennen und aus jeder Situation etwas zu lernen. Und wer lernt, entwickelt sich weiter und hat somit alle Voraussetzungen, um ein erfülltes Leben zu führen.

Die innere Ruhe und Gelassenheit, die ihr Kind durch regelmäßiges Achtsamkeitstraining gewinnt, lässt es nicht nur besser mit Stresssituationen umgehen, sondern stimmt es auch insgesamt wohlwollender. Durch die Entschleunigung kann ihr Kind Momente außerdem intensiver erleben und genießen. Diese positiven Effekte tragen zu seinem Seelenfrieden bei. Je ausgeglichener Ihr Kind ist, desto offener nimmt es seine Umwelt wahr. Offenheit führt wiederum zu neuen Perspektiven und alternativen Denkansätzen. So ist Ihr Kind auch für problemreiche, schwierigere Zeiten gewappnet und weiß sich zu helfen.

Achtsamkeit lernen

Achtsam zu sein bedeutet, unsere gesamte Aufmerksamkeit dem Beobachten und Verweilen im Hier und Jetzt zu schenken, ohne die wahrgenommenen Eindrücke zu voreilig zu bewerten. Ungeteilte Aufmerksamkeit, Anwesenheit im Moment und das Nicht-Bewerten gelten als die drei Grundhaltungen der Achtsamkeit, ohne die wir nicht achtsam sind. Nicht-Bewerten heißt, einem Eindruck oder Erlebnis nicht sofort eine positive oder negative Bedeutung zukommen zu lassen, sondern erst einmal zu akzeptieren.

Kindern fällt es zunehmend schwerer einer Sache ihre ungeteilte Aufmerksamkeit zu schenken. Schnell kommen Ablenkungen ins Spiel und die Aufmerksamkeit wandert zur nächsten Sache. Mit dem Alter kommen dann noch Gedanken und Gefühle hinzu, die sie vom gegenwärtigen Augenblick entfernen. Gemeinsam mit Ihrem Kind können Sie jedoch trainieren, den Augenblick länger bewusst wahrzunehmen und den Gedankenfluss als vorübergehend und gegebenenfalls als irrelevant für den Moment einzuschätzen.

Dabei sollen Gedanken und Empfindungen nicht etwa geblockt oder ausgeblendet werde. Im Gegenteil, sie sind sogar erwünscht. Nur sollte die innere Haltung nicht bewertend sein. Wenn wir achtsam sind, nehmen wir Eindrücke *urteilsfrei* auf, werden uns bewusst, dass es lediglich Gedanken sind und sie sich vom realen Geschehen abgrenzen lassen. Daraufhin können wir die Gedanken weiterziehen lassen.

Der erste Schritt zu mehr Achtsamkeit ist das Beobachten der eigenen Wahrnehmung. Nachdem Sie nun wissen, was Achtsamkeit bedeutet, horchen Sie doch einmal in sich hinein und machen Sie sich bewusst, wann Sie achtsam sind und wann nicht. Dies können Sie sogar als kleines Achtsamkeitsspiel mit Ihrem Kind üben. In welchen Momenten sind Sie beide achtsam? Wann unachtsam? Sind es ähnliche Situationen/Aktivitäten? Was lässt Sie unachtsam sein?

Durch Achtsamkeitsübungen können Sie Ihre eigene und die Wahrnehmung Ihres Kindes weiter schulen. Damit die Übungen einen langanhaltenden Effekt haben, empfiehlt es sich, regelmäßig zu üben. Dabei ist es gar nicht notwendig, viel Zeit aufzuwenden. Achtsamkeitsübungen können kurz und knapp sein, was sich vor allem für Kinder eignet. Am besten integrieren Sie ein paar der Übungen in Ihren gemeinsamen Alltag, bis Achtsamkeit schließlich von ganz allein Teil Ihrer Lebensweise und der Ihres Kindes wird.

Vorbild sein

Die wohl wirkungsvollste Art und Weise, ihrem Kind Achtsamkeit näher zu bringen, ist, sie selbst zu leben.

Kinder, vor allem in frühem Alter, übernehmen viele unserer Gewohnheiten, die guten wie auch die schlechten. Ihrem Kind das Prinzip der Achtsamkeit im Umgang mit sich selbst zu lehren ohne selbst achtsam zu leben, wird höchstwahrscheinlich schwierig. Ihr Kind orientiert sich vor allem an Ihrem Handeln und weniger an bloßen Worten. Beginnen Sie also zunächst selbst achtsam zu sein. Schon allein diese Einstellung wird eine Wirkung auf Ihr Kind haben. Im Laufe der Zeit und je mehr Sie und Ihr Kind sich gemeinsam mit dem Thema Achtsamkeit beschäftigen, desto öfter werden sie sich gegenseitig Achtsamkeit lehren. Denn so, wie Ihr Kind lernt, auf sich selbst zu achten, wird es ihm ebenso auffallen, wenn Sie einmal nicht achtsam sind.

Legen Sie den Grundstein durch Achtsamkeit im Familienleben. Durch einen achtsamen Umgang miteinander können sie die Entwicklung Ihres Kindes unterstützen. Ihrem Kind gegenüber achtsam zu sein bedeutet zuerst einmal, ein grundlegendes Interesse an dessen Wohlergehen zu zeigen. „Das ist doch selbstverständlich", mögen Sie jetzt denken, aber ganz so einfach ist das manchmal gar nicht. Sie haben Stress auf Arbeit, im Hinterkopf noch die To-Do-Liste für diese Woche und dann noch die Bedürfnisse Ihrer Familie, Ihres Partners und schließlich Ihre eigenen. Da kommt es schon einmal vor, dass einer zu kurz kommt. Ab und zu ist dies nicht schlimm, denn Sie sind sich dessen bewusst und finden so den Weg zurück zu Ihrem inneren Gleichgewicht. Wenn diese Phasen jedoch zum Dauerzustand werden, hat dies nicht nur negative Auswirkungen auf Ihre eigene Balance, sondern auch auf Ihr Kind. Achten Sie deshalb darauf, Ihre eigenen, genauso wie die materiellen und emotionalen Bedürfnisse Ihres Kindes zu erfüllen und ihm eine sichere Unterstützung als Elternteil zu gewährleisten, damit es seinen Alltag bewältigen kann. Diese Beachtung Ihres Kindes bewirkt, dass es sich geborgen fühlt. Es spürt Ihr Vertrauen und Ihre Empathie, was ihm zu mehr Selbstbewusstsein und Lebenszufriedenheit verhilft.

Im Umkehrschluss heißt dies, dass mangelnde Achtsamkeit die Entwicklung von Kindern erschweren kann.[7] Das bedeutet jedoch nicht, dass Achtsamkeit nur unter idealen Bedingungen möglich ist. Sie benötigen keinen materiellen Wohlstand oder besonders viel Zeit, um achtsam mit Ihrem Kind umzugehen. Wichtig ist, dass die gemeinsame Zeit voll ausgekostet wird, egal ob beim Abendessen, einem Ge-

---

[7], [8] Achtsamkeitsstudie Bepanthen Kinderförderung 2017

sellschaftsspiel oder Haushaltserledigungen. Laut einer aktuellen Achtsamkeitsstudie spielt es keine Rolle, ob eine klassische Familienstruktur besteht.[8] Alleinerziehende Eltern können ihren Kindern ebenso viel Achtsamkeit zukommen lassen. Rufen Sie sich Ihre Rolle als Vorbild also immer wieder ins Gedächtnis und schenken Sie Ihrem Kind die Beachtung, die es verdient. So schaffen Sie die Grundlage für eine achtsame Lebensweise für Ihr Kind und nebenbei auch noch für sich selbst.

Die 7 Säulen der Achtsamkeit

Um Achtsamkeit zu erlernen und zu lehren, können Sie sich auf die grundlegenden Achtsamkeitsprinzipien stützen. Sie dienen als Orientierung, und helfen Ihnen und Ihrem Kind sich daran zu erinnern, wie man achtsam ist.

Wertneutralität

Eine der wichtigsten Grundhaltungen einer achtsamen Lebensweise ist die sogenannte *Wertneutralität.* Richtig oder falsch. Gut oder schlecht. Wir bewerten ständig und sind uns dessen oftmals gar nicht bewusst. Unsere Kinder übernehmen diese Angewohnheit schnell, da auch ihr Verhalten pausenlos beurteilt wird. Das hast du gut gemacht, das kannst du noch besser, andere Kinder hören auf Ihre Eltern, in deinem Alter solltest du dir selbst die Schuhe zuschnüren…

Viele von diesen Bewertungen, die wir oder andere tagtäglich gegenüber unserem Kind äußern, haben keinen Mehrwert. Stattdessen lösen sie Gefühle und Reaktionen in Ihrem Kind aus, die zu Unruhe und Unsicherheit führen. In einem Moment fühlt sich Ihr Kind wohl in seiner Haut, weil es ein leckeres Mittagessen bekommt, im nächsten Moment schlägt diese Freude um, weil es noch nicht so gut mit Messer und Gabel essen kann wie die anderen Kinder in der Kindergartengruppe. Dieses Urteil löst wiederum ein negatives

Gefühl aus, obwohl sich an der Situation nichts verändert hat.

Jede Wertung hat Einfluss auf unsere Selbstwahrnehmung und entfernt uns oftmals von der Wirklichkeit. *Wertneutralität* bedeutet, eine offcnc und nicht urteilende Haltung gegenüber allem zu haben, was um uns passiert.

Der erste Schritt hin zu *Wertneutralität* ist die Erkenntnis, dass wir bewerten, egal ob Sie selbst, eine andere Person oder Ihr Kind der Beurteilende ist. In diesem Moment der Realisierung haben Sie die Wahl, sich selbst und Ihrem Kind eine neue, nicht-bewertende Perspektive anzubieten.

Anfängergeist

Jeder Moment ist neu und einzigartig. Dieses Grundprinzip der Achtsamkeit wird Ihrem Kind wahrscheinlich leichter fallen als Ihnen selbst. Kinder sind Entdecker, die viele Situationen zum ersten Mal erleben. Mit dem Erwachsenwerden verblasst diese anfängliche Faszination. Erlauben Sie Ihrem Kind, seine Neugier stets zu bewahren und sich von Dingen in ihren Bann ziehen zu lassen.

Dabei werden Sie höchstwahrscheinlich Ihren eigenen Anfängergeist wiedererwecken. Keine Situation ist wie die andere, selbst wenn Tätigkeit und Ort derselbe sind. Lassen Sie sich von Ihrem Kind inspirieren und machen Sie sich bewusst, dass es den gleichen Moment weder in der Vergangenheit, noch in der Zukunft geben wird.

Geduld

Die Geduld ist tückisch, denn um sie zu erlernen, muss man geduldig sein. Das Prinzip der *Geduld* liegt im Akzeptieren und Anerkennen der Zeit der Dinge. Jeder Vorgang hat seine Dauer. *Geduld* ist somit auch eine Art der Zurückhaltung. Wenn Sie Ihrem Kind lehren, nicht alles sofort verändern oder beeinflussen zu wollen, übt es sich in *Geduld* und findet zu innerer Ruhe. Diese Ruhe strahlt wiederum auf Sie zurück und mindert vor allem das Stresslevel im Zusammenleben.

Auch der Drang nach Optimierung in Form von straffen Zeitplänen steht dem Prinzip der *Geduld* gegenüber. Bewahren Sie Ihr Kind vor unnötigem Zeitdruck und geben Sie ihm Zeit für Entwicklung und Entfaltung. So üben Sie sich nebenbei selbst in Geduld.

Vertrauen

Das *Vertrauen* in uns selbst und unseren Körper ist ebenfalls ein Element der Achtsamkeit. Durch Stress und permanente Reizüberflutung verlernen wir dieses *Vertrauen* in unseren eigenen Körper und dessen Signale. Wir sind unsicher und haben Zweifel, Empfindungen richtig einzuordnen. Durch Achtsamkeitstraining kann Ihr Kind dieses *Vertrauen* stärken. Es lernt, Körperempfindungen zu erkennen und zu verstehen.

Unser Körper ist ein zuverlässiges System, welches uns positive sowie negative Regungen signalisiert. Wenn wir diese ignorieren, stehen wir in Konflikt mit unserem Körper, die Signale werden zu Symptomen und wir fühlen uns unwohl. Achtsamkeitsübungen helfen Ihrem Kind, Vertrauen in die Wahrnehmung von Empfindungen zu entwickeln und somit die Sprache seines eigenen Körpers zu verstehen.

Akzeptanz

Akzeptanz kann als guter Freund der Geduld verstanden werden. Es geht darum, Informationen und Eindrücke aufzunehmen, ohne voreilig Schlüsse zu ziehen. Akzeptieren bedeutet also, Geschehnisse und Gedanken anzunehmen und so zu lassen, wie sie sind.

Kindern kann es zu Beginn schwerfallen, Dinge und Umstände zu akzeptieren, mit denen sie nicht einverstanden sind. Durch Achtsamkeit lernen sie, zu akzeptieren, ohne eine sofortige Veränderung des Ist-Zustandes zu fordern. Sie lernen ebenfalls Verantwortung zu übernehmen und eigene Entscheidungen bewusst zu treffen.

Nicht-Erzwingen

Die meisten, wenn nicht sogar alle Dinge, die wir tun, dienen einem bestimmten Zweck oder sind auf ein bestimmtes Ziel gerichtet. Diese zielgerichtete Herangehensweise ist beim Achtsamkeitstraining nicht förderlich. Das Formulieren von Zielen, wie beispielsweise mehr Entspannung, ist zukunftsorientiert und zeigt die Unvollkommenheit der Gegenwart auf. Dies steht im Gegensatz zur akzeptierenden Haltung der Achtsamkeit. Entscheidend ist, dass Sie gemeinsam mit Ihrem Kind das Hier und Jetzt aufmerksam verfolgen - auch wenn hierdurch die geplante Übung nicht eins zu eins umgesetzt wird. Achtsamkeitstraining in einem ungezwungenen Rahmen bringt die besten Erfolge.

Loslassen

Je älter wir werden, desto häufiger machen wir uns Gedanken, grübeln und lassen unsere Gedanken unser Handeln beeinflussen. Dies kann hilfreich sein, um Entscheidungen zu treffen und alle Aspekte einer Situation zu berücksichtigen. Manche Gedanken sind jedoch eher hinderlich und lenken uns vom Wesentlichen ab. Wenn wir uns zu lange auf bestimmte Probleme versteifen, führt das oftmals zu einer Blockade in unserem Denken.

Fördern Sie in solchen Momenten das Bewusstsein Ihres Kindes, dass wir weder die Vergangenheit ändern können, noch Gewissheit über die Zukunft haben. Denn nur das, was jetzt ist, ist wirklich. Dieses Bewusstsein hilft ihm, loszulassen und seine Aufmerksamkeit neuen Dingen zu widmen.

Zusätzlich zu den grundlegenden 7 Säulen der Achtsamkeit, spielen auch *Liebe und Mitgefühl* eine bedeutsame Rolle. Mit positiven Gefühlen und Haltungen wie Liebe und Mitgefühl fällt es uns leichter, achtsam mit uns selbst und anderen umzugehen. Dies ist leichter gesagt als getan, da wir uns eine eher kritische und fordernde Haltung über einen langen Zeitraum hinweg antrainiert haben. Seien Sie ein Vorbild für Ihr Kind und begegnen Sie anderen gegenüber offen und wohlwollend. Ihr Kind wird es Ihnen gleichtun.

Achtsamkeitstraining mit Kindern

Bevor Sie in den nachfolgenden Kapiteln mehr über die jeweiligen Bereiche einer achtsamen Lebensweise erfahren werden, gibt es noch ein paar Hinweise zum Achtsamkeitstraining mit Kindern. Da Kinder nicht die gleichen Voraussetzungen und Bedürfnisse wie Erwachsene haben, ist auch die Herangehensweise an das Thema Achtsamkeit eine andere.

Kinder sind bereits neugierig und es macht ihnen Spaß, Dinge neu zu erforschen. Schwieriger ist es für sie hingegen, sich über längere Zeit auf eine Sache zu konzentrieren. Die Achtsamkeitsübungen sollten deshalb möglichst in kurzen Sequenzen durchgeführt werden, die nicht länger als wenige Minuten dauern.[9] Die ersten Übungen sollten bei Kindern ca. 2 und bei Jugendlichen ca. 5 Minuten dauern. Die Dauer kann mit der Zeit und Wiederholung der Übung verlängert und individuell an Ihr Kind angepasst werden. Die Reaktion Ihres Kindes wird Ihnen mit Sicherheit helfen, die ideale Länge einer Übung herauszufinden.

---

[9] *Zum Einsatz von Entspannungsverfahren in der Kinder- und Jugendpsychatrie,* Chermette, Deutsche Sporthochschule Köln, 2016

Beim Achtsamkeitstraining wird die Aufmerksamkeit entweder auf das innere oder äußere Empfinden (oder beides) gelenkt. Inneres umfasst Körperempfindungen, Gedanken, Gefühle und Erinnerungen, während sich Geräusche, Gerüche und Objekte auf die externe Wahrnehmung beziehen. Kinder sind sich ihrer inneren Empfindungen und Gedanken oftmals noch nicht vollkommen bewusst. In der Regel findet zwischen dem 4. Und 5. Lebensjahr ein Wandel in ihrer Wahrnehmung statt. Sie beginnen, das innere vom äußeren zu unterscheiden und lernen, dass die eigene Wahrnehmung etwas ganz persönliches ist.[10] Achtsamkeitsübungen, bei denen die Sinnesorgane und Atmung im Vordergrund stehen, bieten sich als Einstieg daher besonders an, da Kinder diese Arten der Wahrnehmung schon kennen.

Beim Achtsamkeitstraining sollten Sie Ihrem Kind zudem keine Lernziele setzen oder die Übungen als Pflichtprogramm einführen. Achtsamkeit übt sich am besten entspannt und Ziele würden nur unnötigen Druck aufbauen. Wenn die Kinder merken, dass Ihnen die Übungen Spaß machen und sie sich danach gut fühlen, bleibt ihr Interesse von ganz allein erhalten. Am besten führen Sie Achtsamkeitsübungen als Spiel oder gemeinsames Ritual ein.

---

[10] ***Entwicklungspsychologische Grundlagen der Kindergarten- und Vorschulzeit***, Kasten, 2015

Achtsame Körperwahrnehmung

Wer achtsam ist, ist nicht nur geistig, sondern auch körperlich komplett anwesend im gegenwärtigen Moment. Physische Anwesenheit geht mit der eigenen Körperwahrnehmung einher.

Manchmal verlernen wir, unserem Körper zuzuhören und auf seine sensiblen Empfindungen zu achten. So passiert es beispielsweise, dass wir vor dem Computer verharren und gar nicht bemerken, wie verkrampft unsere Haltung ist. Später merken wir dann nur die Symptome in Form von Muskelverspannungen. Mit einer achtsamen Körperwahrnehmung bemerken wir solche Fehlhaltungen beispielsweise schneller und können vorbeugen. Das gleiche gilt für Müdigkeit, Stress oder Erkältungen. Unser Körper sendet uns oft schon sehr früh Signale. Wir müssen nur lernen, genauer hinzuschauen und in uns hinein zu fühlen, um diese Signale auch zu verstehen.

Gerade junge Kinder finden ihren eigenen Körper unheimlich interessant, betrachten sich im Spiegel oder testen ihre Sinne. Ein achtsamer Umgang mit dem eigenen Körper kann also schon von klein auf erlernt werden.

Für eine gute und geübte Körperwahrnehmung braucht es vor allem Ruhe und Entspannung. In diesen Phasen verarbeitet der Körper Erlebtes und kommuniziert seine Empfindungen. Wer ständig äußeren Reizen ausgesetzt ist, überhört schnell die Stimme des eigenen Körpers. Statt Ihre Kinder zu ermahnen, nicht faul zu sein, wäre es wohl eher angebracht, Sie gelegentlich zum Nichtstun zu animieren. Vielen Kindern fällt das sogar schwer, da sie an eine ständige Stimulierung gewöhnt sind. Statt Entspannung fühlen sie sich möglicherweise gelangweilt oder sogar gestresst, weil scheinbar Zeit für andere Dinge verloren geht. Versuchen Sie gemeinsam mit Ihrem Kind weniger zu hasten und mehr Zeit mit sich und dem eigenen Körper zu verbringen.

Achtsamer Umgang mit den eigenen Gefühlen

So verschieden wir Menschen sind, so unterschiedlich gehen wir auch mit unseren Gefühlen und Emotionen um.

Manche Menschen werden von ihren Gefühlen überrumpelt und fühlen sich ihrer Wirkung vollkommen ausgesetzt. Andere lassen Gefühlen kaum einen Weg und unterdrücken diese bis hin zur Gefühlstaubheit. Hierbei handelt es sich um zwei Extreme. Die meisten Menschen, die sich emotional ausgeglichen fühlen, siedeln sich dazwischen an. Da emotionale Ausbrüche aufgrund von gesellschaftlichem Druck oft vermieden werden, tendieren wir vor allem dazu, negative Gefühle zurückzuhalten. *Innere Unruhe* ist dann oft ein Zeichen, dass wir Gefühle nicht angemessen verarbeitet haben. Achtsamkeit hilft, alle Emotionsfacetten wahrzunehmen diese auf gesunde Weise zu regulieren.

Die achtsame Wahrnehmung von Gefühlen passiert ohne Wertung. Zur Erinnerung, dies bedeutet nicht, dass Sie das Gefühl nicht so wahrnehmen wie es ist, ob angenehm oder unangenehm. Nicht zu bewerten heißt, das Gefühl nicht augenblicklich verändern oder vermeiden zu wollen. Oftmals werden wir ein Gefühl gerade dann nicht los, wenn wir es nicht akzeptieren, sondern am liebsten im Keller einschließen wollen. Dieser innere Widerstand wirkt negativ auf unser Wohlbefinden. Wenn wir ein Gefühl wahrnehmen, es anerkennen und schließlich wieder gehen lassen, schwächen wir dessen negative Wirkung auf uns ab und können besser damit umgehen. Die erste Regel lautet also: alle Gefühle sind erlaubt und willkommen. Egal ob positiv oder negativ, alle Emotionen dürfen offen gezeigt werden.

Wenn Kinder lernen, mit ihren eigenen Gefühlen umzugehen, orientieren sie sich an ihrer Umgebung und dem, was ihnen von anderen vorgelebt wird. Denken Sie also erst einmal über Ihren eigenen Umgang mit Emotionen nach. Leben Sie Ihre Gefühle aus, lenken Sie sich ab oder finden Sie sich gar ab und zu in einer negativen Selbstbewertung wieder?

Kinder haben anfangs noch keinerlei Kontrolle über Emotionen. Sie stampfen auf den Boden, wenn sie wütend sind. Sie hüpfen kreuz und quer vor Freude. Sie weinen, wenn sie sich erschrecken oder verstecken sich, wenn ihnen etwas Angst macht. Der Grund für diese emotionale Überwältigung ist der geringe Erfahrungsschatz. Erwachsene haben schon viele Momente erlebt, wissen, dass selbst die schlimmsten vorbeigehen und am Ende meistens alles halb so schlimm ist. Kinder hingegen können diese Zuversicht noch nicht aus ihren eigenen Erfahrungen schöpfen und spüren Emotionen so mit voller Wucht.

Erst nach und nach lernen sie, mit Gefühlen umzugehen und sie richtig einzuordnen. Dabei ist es entscheidend, wie Sie den Umgang mit Gefühlen vorleben und auf die Gefühle ihres Kindes reagieren. Wenn Sie die Gefühle Ihres Kindes nicht ernst nehmen oder es dazu animieren, Emotionen gar zu unterdrücken, kann dies durchaus Folgen auf die Emotionsverarbeitung ihres Kindes haben. Aussagen wie „hab dich nicht so“ oder „Echte Männer weinen nicht“ haben einen größeren Einfluss auf die Emotionsregulation ihres Kindes, als sie vielleicht denken.

Seien Sie Ihrem Kind ein Vorbild und zeigen und erklären Sie Ihre eigenen Gefühle. Sie hatten einen schlechten Tag auf Arbeit? Sie können Ihrer Familie von Ihrem Ärger berichten und Ihrem Kind gleichzeitig versichern, dass es nichts mit ihm zu tun hat. So lernen Kinder über die Emotionen anderer, wie sie diese von sich selbst abgrenzen und entwickeln dazu noch ein gesundes Verhältnis zu ihren Emotionen. Kinder, welche die gesamte Bandbreite an Gefühlen erleben dürfen, lernen ganz von selbst, was richtig und was falsch ist. Im Gegensatz dazu fühlen sie sich jedoch verunsichert, wenn Sie fühlen, dass Ihre Eltern etwas beschäftigt, aber keine Emotionen geäußert werden. Je offener Gefühle in der Familie also gelebt und kommuniziert werden, desto besser kann ein Kind den Umgang mit den Emotionen lernen und auf die eigenen achten.

Achtsamer Umgang mit Anderen

Neben einer achtsamen Selbstwahrnehmung und dem Umgang mit den eigenen Emotionen, spielt Achtsamkeit auch in Beziehungen zu anderen eine wichtige Rolle. Oftmals werden wir automatisch achtsamer in unserem sozialen Umfeld, wenn unser Inneres ausgeglichen ist.

Wie bereits beschrieben, lernen Kinder viele ihrer grundlegenden emotionalen und sozialen Fähigkeiten im Familienleben. Wenn Sie also daheim einen achtsamen Umgang miteinander pflegen, sind dies die besten Voraussetzungen für Ihr Kind, achtsam im Umgang mit anderen zu sein.

Achten Sie hierzu am besten darauf, dass:

- individuelle Erfahrungen und Gefühle von jedem respektiert werden
- man sich immer offen begegnet, Neugier und echtes Interesse füreinander hat
- man nicht nur die eigenen Empfindungen und Gefühle wahrnimmt, sondern auch aufmerksam gegenüber denen anderer ist
- man nicht urteilt/ keine voreiligen Schlüsse über das Verhalten der anderen Familienmitglieder zieht
- stattdessen hinterfragt und offen miteinander kommuniziert wird

- miteinander geteilt wird, was einem guttut und was einen schlechten Einfluss auf die Gefühlslage hat

Wenn Ihr Kind diese Grundlagen eines achtsamen Miteinanders zu Hause lernt, wird es diese auch eher auf andere soziale Kontakte anwenden. Neben der grundlegenden achtsamen Haltung gegenüber anderen, werden auch bestimmte zwischenmenschliche Fähigkeiten durch Achtsamkeitstraining gestärkt, die im nachfolgenden Kapitel näher erläutert werden.

Zwischenmenschliche Fähigkeiten

Achtsame Selbstwahrnehmung und -wertschätzung sind die Grundlagen, die Ihrem Kind helfen, von innen aufzublühen. Doch auch soziale Beziehungen und Netzwerke sind entscheidend für seine Entwicklung und Zufriedenheit. Zwischenmenschliche Fähigkeiten stärken die soziale Kompetenz Ihres Kindes und fördern gesunde Beziehungen.

Achtsames Zuhören, Mitgefühl und Großzügigkeit sind drei dieser sozialen Fähigkeiten, die Ihr Kind durch Achtsamkeitstraining weiterentwickelt.

Achtsames Zuhören

Achtsames Zuhören bedeutet, seine eigenen Gedanken und Ansichten zur Seite zu schieben und sich voll und ganz dem Gegenüber zu widmen.

Kinder lernen erst mit der Zeit, Ihre Gedanken zu ordnen und anderen konzentriert zuzuhören. Sie kommentieren am liebsten sofort, wenn ihnen ein Gedanke kommt. Achtsames Zuhören beginnt mit dem Ausreden lassen des anderen. Achten Sie darauf, dass Sie selbst Ihr Kind aussprechen lassen und erinnern sie es daran, dies auch anderen zu gestatten. Wenn es einen Gedanken hat, den es unbedingt teilen möchte, ermutigen Sie es dazu, den Gedanken festzuhalten, bis der andere seinen Satz beendet hat. *Ein kleiner Tipp*: Dies gelingt am besten, wenn Ihr Kind tatsächlich etwas in seiner Hand festhält, die Finger kreuzt oder den Daumen zwischen zwei Finger schiebt. So kann der Gedanke wortwörtlich festgehalten werden.

Mitgefühl

Durch Mitgefühl lernt Ihr Kind sowohl Anteilnahme für andere zu empfinden, als auch die Motivation zu verspüren, die Situation zu verbessern. Mitgefühl lässt sich hierbei von Empathie abgrenzen, bei der wir zwar das Leid anderer nachempfinden, aber nicht aktiv lindern. Durch das Erlernen von Mitgefühl kann Ihr Kind sich in andere hineinfühlen und ihnen beiseite stehen, das empfundene Leid jedoch vom eigenen Befinden abgrenzen. Ihr Kind schenkt seinen Mitmenschen somit Zuwendung und Liebe und besitzt die Energie, das Leid anderer zu lindern. Sie als Elternteil stehen an vorderster Stelle, wenn es um die Vermittlung von Mitgefühl geht. Achten Sie darauf, als gutes Beispiel voranzugehen. Der Umgang mit Tieren gilt ebenfalls als fördernd für die Entwicklung von Mitgefühl bei Kindern.

Großzügigkeit

Eine weitere Fähigkeit, die den sozialen Kontakt und Umgang Ihres Kindes fördert, ist die *Großzügigkeit.* Unter *Großzügigkeit* versteht man eine Form des Gebens, die sich nicht nur auf materielle Dinge bezieht. Wer von Herzen großzügig ist, teilt Kraft und positive Energie mit Menschen, die es bedürfen. *Die Art dieser Kraft und Energie kann* sich auf vielfältige Art und Weise äußern: Unterstützung, Schutz und Liebe, seelischer Beistand aber auch geteilte Freude. Ihr Kind lernt ebenfalls die Freude anderer mitzuerleben, was seine sozialen Beziehungen weiter stärkt. Großzügig zu sein hilft ebenso, mehr Mitgefühl zu entwickeln und egoistisches Verhalten zu reduzieren.

Wenn Ihr Kind seine Zeit aufrichtig mit anderen verbringt, wirkt sich dies auch auf dessen Wohlbefinden aus. Achten Sie darauf, dass es aus der richtigen Motivation heraus großzügig handelt und sich nicht überlegen gegenüber der anderen Person fühlt. Im Vordergrund sollte das Handeln aus Respekt stehen, getreu nach dem Motto: Behandle einen anderen Menschen so, wie du es dir auch für dich selbst wünschst.

Reflexion

Für Kinder kann das Thema Achtsamkeit ziemlich abstrakt wirken. Teil des Achtsamkeitstrainings sollte deshalb ebenfalls sein, am Ende der Übung kurz zu reflektieren. Dies hilft Ihrem Kind zu verstehen, was ihm die Übungen bringen. Aber auch Ihnen als Elternteil gibt es Aufschluss darüber, ob die Übung für Ihr Kind geeignet ist. Tauschen Sie sich mit Ihrem Kind über seine Erfahrung aus. Wie hat sich Ihr Kind während der Achtsamkeitsübung gefühlt? Fiel es ihm leicht, ruhig zu bleiben bzw. sich zu konzentrieren?

Mit folgenden Fragen können Sie Ihr Kind zur Reflexion nach einer Übung anleiten:

- Wie hast du dich bei der Übung gefühlt? Ist dir etwas besonders aufgefallen?
- Was war neu für dich? Was hast du gelernt?
- Gab es etwas, was dich von der Übung abgelenkt hat? Was genau war es?
- Wie fühlst du dich nach der Übung?
- Würdest du die Übung gern wieder machen? Falls nicht, warum?

Am besten führen Sie die Reflexion direkt im Anschluss an die Übung durch. Sie sollte nicht länger dauern als die Übung selbst, maximal 5 Minuten

Durch die Reflexion lernt Ihr Kind, seine erlebten Empfindungen verbal auszudrücken und die Effekte der Übungen noch deutlicher wahrzunehmen und zu verinnerlichen.

Falls die oben genannten Fragen zu offen gestellt sind, können Sie Ihm auch alternativ eine Antwortskala anbieten. Hierfür eignet sich beispielsweise eine Skala von 1 bis 5. Durch eine Skalierung kann Ihr Kind seine Wahrnehmung quantifizieren und somit greifbarer machen.

Achtsamkeitsübungen

Bisher haben Sie gelernt, was Achtsamkeit ist und wie Sie diese gemeinsam mit Ihrem Kind erlernen können. Dieses Kapitel bietet Ihnen eine große Auswahl an Übungen, um Ihr Kind mit Spaß und Neugier an das Thema Achtsamkeit heranzuführen.

Achtsamkeit zu üben, erfordert nicht unbedingt viel Zeitaufwand, da die Übungen kurz sind und oftmals in den Alltag integriert werden können. Wichtig ist, dass Sie und Ihr Kind regelmäßig üben. Nehmen Sie sich bestenfalls vor, täglich ein bis zwei Achtsamkeitsübungen mit Ihrem Kind durchzuführen.

Die Übungen werden Schritt für Schritt erklärt und eignen sich somit hervorragend für den Einstieg in das Achtsamkeitstraining. Die Anleitungen dienen als Orientierung und sollen Ihrem Kind helfen, seinen eigenen Weg zu mehr Achtsamkeit zu finden. Wichtig ist dabei, dass die Übungen nicht als Pflicht empfunden werden. Ihr Kind sollte sich zu jeder Zeit wohlfühlen. Scheuen Sie sich also nicht davor, die Übungen individuell anzupassen.

Übungen zur Körperwahrnehmung

Wie wir bereits gelernt haben, ist die Körperwahrnehmung eine der wichtigsten Grundlagen der Achtsamkeit. Wir wollen versuchen, so aufmerksam wie möglich gegenüber uns selbst zu sein. Unsere Atmung bietet sich hervorragend an, um eine erste Reise in uns zu unternehmen.

Achtsames Atmen (Bauchatmung)
Machen Sie es sich mit Ihrem Kind im Sitzen oder Liegen bequem. Lenken Sie die Aufmerksamkeit auf die Atmung und lassen Sie diese tief und langsam werden. Spüren Sie dabei gemeinsam, wie die Luft in Ihre Körper strömt, wie der Bauch beim Einatmen größer wird und sich beim Ausatmen wieder zusammenzieht - wie ein Luftballon. Lassen Sie Ihr Kind seine Hand auf seinen oder Ihren Bauch legen, damit es dem Atemfluss folgen kann. Alternativ kann Ihr Kind auch ein Kuscheltier auf seinen Bauch legen und dabei zusehen, wie es mit dem Ein- und Ausatmen nach oben und unten fährt. Atmen Sie gemeinsam für etwa 5 Minuten.

Diese Beobachtung der Atmung bringt Ihnen und Ihrem Kind Ruhe, Entspannung und fördert zudem die allgemeine

Gesundheit.[11] Die Bauchatmung eignet sich auch bestens für Momente, in denen Ihr Kind sich gestresst fühlt. Die Anspannung verfliegt, wenn es einmal so richtig durchatmet.

Eine Reise durch meinen Körper

Bei dieser Übung lassen wir unsere Aufmerksamkeit nach und nach durch alle Teile unseres Körpers wandern. Wenn man diese Reise noch nie unternommen hat, ist es völlig normal, dass sie beim ersten Mal vielleicht noch nicht hundertprozentig gelingt. Für Ihr Kind ist es eine Herausforderung, sich so lange auf sich und sein Inneres zu konzentrieren und man kann leicht abgelenkt werden. Erinnern Sie sich daran, dass Achtsamkeit Übung erfordert und man mit der Zeit die Aufmerksamkeit immer besser steuern kann.

Die Körperreise kann im Sitzen oder Liegen durchgeführt werden. Machen Sie es sich zusammen bequem. Ihr Kind kann seine Arme entspannt neben sich oder im Sitzen auf seine Oberschenkel legen. Während der Übung sollte Ihr Kind versuchen, nicht zu sprechen, sondern sich voll und ganz auf seine Gedanken und Gefühle zu konzentrieren. Sagen Sie ihm, dass Sie sich am Ende der Übung über alles

---

[11] ***Neues aus der MBSR-Forschung***, Dr. Cornelia Löhmer & Rüdiger Standhardt, 2013

austauschen und es sein Erlebnis dann mit Ihnen teilen kann.

Sie könnten die Körperreise Ihres Kindes wie folgt anleiten:

1. *Schließe deine Augen.*
2. *Spüre deinen Atem und beginne tief ein- und auszuatmen. Fühle, wie die Luft in deinen Körper strömt und wieder hinauswandert.*
3. *Spüre nun, an welchen Stellen dein Körper den Boden berührt. Wenn du liegst, merkst du wie dein Kopf, deine Schultern, dein Rücken, Po, deine Waden und Füße den Boden berühren und dein Körper ganz schwer wird.*
4. *Nun lass uns mit der Reise durch deinen Körper beginnen. Wir wollen dazu jedem Körperteil einmal Hallo sagen und beobachten, wie es ihm gerade geht.*
5. *Spüre deine Zehen. Erst den großen und dann auch die anderen, bis zum kleinen Zeh.*
6. *Wie fühlen sich deine Zehen an? Sind sie warm oder kalt? Spürst du ein Kribbeln oder sind sie so entspannt wie du?*
7. *Atme aufmerksam in andere Teile deines Fußes, in deine Ferse, deine Knöchel und in die Fußsohlen.*
8. *Wandere nun in Gedanken zu deinem Bein. Spüre jede Stelle deines Beines. Erst die Wade, weiter zum Schienbein, zum Knie und schließlich zum Oberschenkel. Wahnsinn, aus wie vielen Teilen so ein Bein besteht. Wo deine Beine heute überall schon hingelaufen sind oder noch hinlaufen werden? Zum Glück hast du zwei Beine, die dich überall hinbringen, wohin du möchtest.*
9. *Konzentriere dich nun wieder auf deinen Körper. Wir reisen zum nächsten Körperteil – zu deinem Bauch. Der*

Bauch ist ein sehr gesprächiges Körperteil. Er sagt dir, wann er Hunger hat, was er gern mag und was er nicht gern isst. Und manchmal ist er ganz schön grummelig und zwickt dich sogar. Wie geht es deinem Bauch heute? Atme ganz tief ein und aus und beobachte, wie es ihm geht und höre genau hin, was er zu erzählen hat.

10. *Reisen weiter zu deinen Armen und deinen Händen. Spüre, wie viel Kraft du in ihnen hast. Was haben deine Hände heute schon alles angefasst? Sind deine Arme müde oder noch voller Energie?*
11. *Spüre nun dein Gesicht und beginne bei deiner Nasenspitze. Was hat deine Nase heute schon gerochen?*
12. *Wandere weiter zu deinem Mund und spüre deine Mundwinkel. Gehen diese heute eher nach oben oder nach unten? Oder zieht dein Mund etwa Grimassen?*
13. *Wandere weiter über dein Gesicht bis zu deinen Ohren und höre ganz genau hin. Ist es still? Stell dir vor, du hättest keine Ohren, das wäre ganz schön langweilig ohne die ganzen interessanten Geräusche.*
14. *Komm nun langsam zur Mitte deines Körpers zurück und spüre alle deine Körperteile zusammen. Atme noch ein paar Mal tief ein und aus.*
15. *Die Reise durch deinen Körper ist nun zu Ende und jetzt kannst du deine Augen wieder öffnen.*

Wenn Sie merken, dass Ihr Kind abschweift, lenken Sie seine Aufmerksamkeit ganz sanft zurück auf die Atmung oder ein Körperteil. Zwingen Sie es nicht, konzentriert zu bleiben. Das hat meist nur das Gegenteil zur Folge.

Je nach Belieben können Sie Körperteile zur Reise hinzufügen oder weglassen.

Nehmen Sie sich am Ende noch etwas Zeit, damit Ihr Kind Ihnen berichten kann, was es alles gefühlt und erlebt hat.

Achtsam essen und trinken

Wir essen und trinken mehrmals am Tag, doch wie oft machen wir es wirklich bewusst? Wenn Ihr Kind einen achtsamen Umgang mit Lebensmitteln lernt, trägt dies langfristig auch zu gesunden und ausgewogenen Essgewohnheiten bei.

Achtsam essen kann man üben, indem man sich vergegenwärtigt, was genau wir unserem Körper zuführen und wer alles dazu beigetragen hat, damit wir in diesem Moment unser Essen genießen können.

Woher kommt mein Essen?
Viele Kinder wissen gar nicht genau, was sie da vor sich auf dem Teller haben und vor allem, wo die einzelnen Zutaten herkommen. Wissen Sie es?

Gehen Sie gemeinsam mit Ihrem Kind einkaufen, zum Markt oder ernten Sie gemeinsam aus Ihrem Garten. Jedes Lebensmittel hat eine Geschichte und hat eine Reise hinter sich. Erklären Sie ihm, wo die Lebensmittel herkommen und wie sie verarbeitet werden. Dieses Wissen fördert das Bewusstsein für Ernährung und ihr Kind setzt sich intensiver mit seinem Essen auseinander. Es kann schon beeindruckend sein, was für Wege und Prozesse ein Lebensmittel zurücklegt, bis es am Ende auf dem eigenen Teller landet.

Gemeinsames Kochen

Gemeinsames Kochen hat gleich mehrere positive Effekte. Ihr Kind lernt Mahlzeiten zuzubereiten. Sie verbringen gemeinsame Zeit und es fördert den achtsamen Umgang mit Mahlzeiten. Durch die Zubereitung von Mahlzeiten lernt man automatisch, Speisen mehr zu schätzen und zu genießen. Kochen erfordert zudem die gesamte Aufmerksamkeit auf den jetzigen Moment. Gerade zu Beginn, wenn neue Fähigkeiten, wie das Schälen von Gemüse erlernt werden, ist der Fokus ganz und gar auf den Augenblick gerichtet. Achten Sie darauf, Ihr Kind keinem zeitlichen Druck auszusetzen. Genießen Sie stattdessen die gemeinsamen Erfolge. Auch die Zeit zum gemeinsamen Essen sollte nicht zu kurz kommen, um das Ergebnis der vorangegangenen Arbeit zu würdigen.

Zum achtsamen Essen können Sie sich und Ihrem Kind folgende Fragen stellen:

- *Wie groß ist der Bissen, den ich gerade abgebissen habe?*
- *Wie lange kaue ich, bevor ich den Bissen herunterschlucke?*
- *Wie reagiert mein Körper – wie fühlt es sich an, wenn das Essen nach dem Schlucken langsam zum Magen wandert?*
- *Wann bin ich satt? Wie zeigt mir mein Körper, wann ich satt bin?*

Das Gleiche können Sie mit Getränken machen. Machen Sie Ihr Kind auf das Gefühl aufmerksam, wie ein kaltes oder warmes Getränk die Speiseröhre hinuntergleitet und von innen ein Gefühl von Wärme oder Erfrischung gibt.

Nehmen Sie sich nicht vor, gleich beim ersten Mal eine ganze Mahlzeit achtsam zu essen. Auch hier gilt, Achtsamkeit muss geübt werden. Beginnen Sie stattdessen damit, gemeinsam jeweils den ersten Bissen oder Schluck achtsam zu sich zu nehmen.

Ebenso macht es Kindern Spaß, Zutaten zu erraten. Wenn also mal keine Zeit zum gemeinsamen Kochen ist, oder man unterwegs isst, darf Ihr Kind Geschmacksforscher sein.

Eine weitere, wunderbar einfache Übung zum achtsamen Essen ist die Rosinenübung Die Anleitung zu dieser Meditationsübung finden Sie im Kapitel Meditation für Kinder.

Achtsam sehen und hören

Durch die ständigen äußeren Reize und Einflüsse gewöhnen wir uns zunehmend an, viele Dinge einfach auszublenden. Ablenkungen wie Musik, Fernsehen oder ein Buch mögen wie eine Entspannung wirken, lenken aber auch vom reellen Geschehen ab. Wenn wir ab und zu bewusst auf diese Ablenkungen verzichten, können wir mehr von unserer Umgebung wahrnehmen und uns den Details in Ruhe hingeben. Durch diese Form der Achtsamkeit gegenüber unserer Umgebung können wir, trotz einer vermeintlichen Vielzahl an Eindrücken, Entspannung finden.

Achtsames Sehen und Hören kann man am besten draußen üben. Dort kann sich Ihr Kind bewegen und muss nicht stillsitzen und beobachten. Fordern Sie Ihr Kind heraus, alle Dinge aufzuzählen, die es sehen und hören kann:

- *Welche Farben kannst du entdecken?*
- *Sind die Farben anders als zu Hause?*
- *Wie verändert das Licht die Farben? Was passiert, wenn die Sonne scheint, was, wenn es grau und wolkig ist oder gar geschneit hat?*
- *Welche Kontraste gibt es? Wo findest du Farbharmonien? Welche Farben passen gut zusammen?*

Diese Fragen können Sie auch auf Formen, Oberflächen oder andere visuelle Eindrücke anwenden. Ebenso können Sie üben, achtsam zu hören. Das Prinzip ist das gleiche. Lassen Sie Ihr Kind auf Klänge und Geräusche in seiner Umgebung achten:

- *Welche Geräusche kannst du hören?*
- *Ist es eher still oder gibt es eine konstante Geräuschkulisse?*
- *Welche Geräusche sind angenehm und welche unangenehm?*
- *Wie hört sich die eigene Atmung an?*
- *Machen wir Geräusche beim Laufen, z.B. wenn wir eine dicke Jacke anhaben oder eine harte Sohle an den Schuhen?*

Schöne Dinge erkennen

Es gibt viele schöne Dinge, die man jeden Tag entdecken kann. Manchmal liegt es nur an der Perspektive, ob wir sie sehen oder nicht. Um Ihrem Kind dabei zu helfen, die Perspektive ab und an zu wechseln und die Schokoladenseite der Dinge zu sehen, machen Sie es auf die Schönheit Ihrer Umgebung aufmerksam. Zeigen Sie ihm die besonders schöne Blüte der Blumen in Ihrem Garten, das Lichtspiel der Sonne und Wolken, ein besonders schön angerichtetes Essen, ein Eichhörnchen, welches den Baum hochklettert oder einfach eine schöne Farbenkomposition von Häusern entlang der Straße. Teilen Sie die Dinge, die Sie selbst am

Tag als schön empfinden, mit Ihrem Kind. Ziehen Sie gemeinsam los und entdecken Sie diese Dinge bei einem Spaziergang oder einer Fahrradtour. Diese Übung wirkt gleich doppelt, denn nicht nur Ihr Kind wird somit alltägliche Dinge mehr schätzen, sondern auch Sie selbst üben Ihren Blick fürs Schöne.

Ich sehe was, was du nicht siehst

Dieses allseits bekannte und schon seit Generationen beliebte Spiel ist eine hervorragende Achtsamkeitsübung. Ihr Kind ist mit voller Aufmerksamkeit im Hier und Jetzt und beobachtet seine Umgebung bis ins kleinste Detail.

Wie hört sich Stille an?

Versuchen Sie gemeinsam mit Ihrem Kind etwa ein bis zwei Minuten lang nichts zu sagen und keine Geräusche zu machen. Ihre Aufmerksamkeit gehört voll und ganz den Geräuschen, die draußen stattfinden. Es empfiehlt sich, die Augen bei dieser Übung zu schließen. Dies hilft Ihrem Kind, das Gehörte noch zu verstärken und leichter fokussiert zu bleiben. Tauschen Sie sich anschließend gegenseitig über die wahrgenommenen Geräusche aus.

Finde den Fehler

Sammeln Sie mehrere Gegenstände, wie zum Beispiel Küchengeräte, Werkzeuge, Dinge aus der Natur oder Spielzeuge. Nachdem Ihr Kind die Sammlung betrachten durfte, entfernen Sie, ohne dass Ihr Kind zusieht, einen oder mehrere der Gegenstände. Anschließend lassen Sie Ihr Kind benennen, welcher der Gegenstände fehlt. Dieses Spiel trainiert nicht nur das Gedächtnis Ihres Kindes, sondern übt auch das achtsame Hinsehen und Beobachten.

Ohne Augen sieht man mehr

Manchmal ist das Zusammenspiel des Sinnesorchesters so laut, dass man die verschiedenen Instrumente gar nicht mehr spielen hört. Vor allem unsere Sehkraft kann andere Sinneswahrnehmungen übertönen. Lassen Sie Ihr Kind verschiedene Tätigkeiten mit verbundenen oder geschlossenen Augen durchzuführen. Das können die verschiedensten Dinge sein. Duschen, Essen (und vor allem schmecken), Schnürsenkel zubinden oder den eigenen Namen auf Papier schreiben. Sie können auch selbst zum Versuchsobjekt werden und Ihr Kind Ihren Arm oder Ihr Gesicht abtasten lassen.

Sie können Ihrem Kind danach auch folgende Fragen zu seiner Erfahrung stellen:

- *Ist es anders, Dinge mit geöffneten bzw. geschlossenen Augen zu machen?*
- *Was fühlt sich anders an?*
- *Wird es leichter oder schwerer?*
- *Wirst du schneller oder langsamer in deinen Bewegungen?*

Tägliche Rituale

Rituale am Morgen und Abend sind perfekt, um Achtsamkeitsübungen in den Alltag einzubauen. Kinder lieben Rituale, da sie ihnen Geborgenheit und Stabilität vermitteln. Nicht jeder Tag verläuft gleich, aber aufstehen und ins Bett gehen ist immer ein Bestandteil des Tagesablaufs. Deshalb bietet es sich gerade zu diesen Zeitpunkten an, Rituale einzuführen.

Morgenrituale

Nachdem Sie mit Ihrem Kind die Körperreise ein paar Mal geübt haben, darf es die nach dem Wecken jetzt schon ganz allein machen und dafür noch ein bisschen länger im Bett liegen bleiben. Danach kann es Ihnen beim gemeinsamen Frühstück genau sagen, wie es sich heute fühlt. Alternativ können Sie sich auch zusammen unter die Decke kuscheln oder etwas spielen. Oder Sie machen die Körperreise gemeinsam. Wenn Sie sich schon am Morgen gemeinsam darauf einstellen, heute achtsam zu sein, wird es Ihnen auch im restlichen Verlauf des Tages leichter fallen.

Hier sind noch ein paar weitere Ideen für morgendliche Rituale, die sie nach persönlichem Belieben hinzufügen können:

- einmal jedes Körperteil ganz lang strecken und lockern
- Fenster öffnen und die frische Luft genießen
- Lieblingsmusik leise anmachen
- eine Runde mit dem Lieblingskuscheltier spielen

Alle Dinge und Aktivitäten sind erlaubt, die entspannen oder gute Laune bringen. Damit startet Ihr Kind schon morgens mit einer positiven und wachen Haltung in den Tag.

Achtsam ins Bett gehen

Dass Herumtoben, Fernsehen schauen oder am Handy spielen nicht die besten Beschäftigungen für Ihr Kind vor dem Schlafengehen sind, wissen Sie sicher bereits. Deshalb eignet sich ein Abendritual mit Aktivitäten, die Ihr Kind beruhigen und herunterfahren lassen.

Wenn Sie Ihr Kind tagsüber beobachten, erkennen Sie am besten, welche Dinge eine beruhigende Wirkung haben. Hier ein paar Aktivitäten, die sich vor dem Einschlafen bewährt haben:

- Kuscheln Sie gemeinsam.
- Massieren Sie Ihr Kind oder malen Sie mit den Fingern Bilder auf den Rücken Ihres Kindes. (Ihr Kind darf die Bilder erraten)
- Sprechen Sie über Erlebnisse vom Tag: Was war gut und was war nicht ganz so toll?

- Welche drei Dinge haben Ihrem Kind heute besonders Spaß gemacht? Auf welche Erfolge ist es besonders stolz?
- Sorgenfresser: Alle Sorgen des Tages werden auf einen Zettel geschrieben und als Futter für den Sorgenfresser an einen festen Platz geräumt. (Am besten außerhalb des Kinderzimmers, sodass die Sorgen schon aus dem Raum sind, wenn Ihr Kind zu Bett geht und Sie den Zettel anschließend wegräumen können – Achtung, nicht vergessen! Keiner möchte die Sorgen vom Vortag am Morgen wiederfinden.)
- Ältere Kinder können statt dem Sorgenfresser in ein Tagebuch schreiben.
- Leiten Sie Ihr Kind zu einer Körperreise an, um jedem Körperteil gute Nacht zu sagen.

Diese Rituale helfen Ihrem Kind, zur Ruhe zu kommen, die Ereignisse des Tages zu verarbeiten und mit einem guten Gefühl einzuschlafen. Wichtig ist, dass der Tagesabschluss positiv ist und Streit und Ärger nicht mit ins Bett genommen werden.

Achtsame Bewegungsspiele

Slow-Motion

Bei dieser Übung geht es um alles andere als Hast und Eile. Ihr Kind darf eine Tätigkeit in Zeitlupe ausführen. Die verlangsamte Ausführung lässt es die Tätigkeit bewusster wahrnehmen und wirkt beruhigend. Setzen Sie entweder ein Zeitlimit, z.B. 3 Minuten Zeitlupe, oder geben Sie bestimmte Aktivitäten vor, die Ihr Kind heute in Zeitlupe machen darf. Das könnte beispielsweise das Schließen und Öffnen von Türen, das Hinsetzen und Aufstehen, das Essen eines Apfels oder der Gang vom Kinderzimmer ins Wohnzimmer sein. Achten Sie nur darauf, dass sie klare Regeln setzen, wann Ihr Kind die Zeitlupe nutzen darf. Womöglich wird sonst der Weg in den Kindergarten oder zur Schule hinausgezögert.

Führen lassen

Diese Übung fördert nicht nur die Achtsamkeit Ihres Kindes, sondern stärkt auch das Vertrauen in Ihre Eltern-Kind-Beziehung.

Ihr Kind schließt seine Augen und Sie nehmen es an der Hand beziehungsweise legen beide Hände von hinten auf seine Schultern. Führen Sie Ihr Kind so durch die Umgebung. Dabei kann die Umgebung die eigene Wohnung sein oder ein Ort im Freien. Es spielt auch keine Rolle, ob der Ort bekannt oder unbekannt ist, wobei die Übung an einem unbekannten Ort noch intensiver wird. Fordern Sie Ihr Kind auf, auf alle Geräusche und Empfindungen zu achten und Ihnen dann davon zu berichten. Spannend wird es, wenn Sie im Anschluss die Rollen tauschen und Ihr Kind Sie mit verbundenen Augen führen darf.

Sie werden merken, Ihrem Kind fällt es wahrscheinlich leichter als Ihnen selbst, geführt zu werden. Das liegt daran, dass Ihr Kind ein grundlegendes Vertrauen in Sie hat und Sie als seinen Beschützer sieht. Das gegenseitige Führen führt zu einer Stärkung dieses Vertrauens und somit auch zu Ihrer Beziehung. Außerdem trägt diese Übung zum Verantwortungsgefühl Ihres Kindes bei, wenn es Sie führen darf.

Achtsamer Schulweg (zu Fuß)

Der Schulweg bietet sich hervorragend für eine Achtsamkeitsübung an. Statt sich auf dem Weg in die Schule Gedanken über die Hausaufgaben oder den anstehenden Test zu machen, kann Ihr Kind durch Achtsamkeit mit mehr innerer Ruhe und Gelassenheit in den Schultag starten. Je nachdem, mit wem Ihr Kind den Schulweg geht, kann es diese Übung mit Ihnen gemeinsam, mit Freunden oder allein machen. Es geht darum, den Weg und die eigenen Bewegungen achtsam und mit so vielen Details wie möglich wahrzunehmen. Mit den folgenden Fragen kann die Wahrnehmung Ihres Kindes auf den gegenwärtigen Moment gelenkt werden:

- Wie warm oder kalt ist es heute? Weht ein Wind? Hat es in der Nacht geregnet?
- Wie fühlt sich der Weg unter deinen Füßen an?
- Wie viele Schritte machst du pro Atemzug?
- Was machen deine Arme /Schultern beim Gehen?
- Was ist schön um dich herum? Was ist merkwürdig?
- Wie viele Autos müssen wir abwarten, bis wir die Straße überqueren können?
- Was für Menschen begegnen uns auf dem Weg? Sind sie jung oder alt? Fröhlich oder noch verschlafen?

Übungen für die Geduld

Warten – meine neue Lieblingszeit

Warten ist für viele eine eher unangenehme Weise, Zeit zu verbringen, das gilt für Kinder ebenso wie für Erwachsene. Was wäre, wenn Warten stattdessen zu einer Sache wird, die man genießt, auf die man sich sogar freuen kann? Ob

auf den Bus warten, im Wartezimmer sitzen oder in einer Warteschlange stehen, es gibt viele Momente am Tag, in denen wir und unsere Kinder warten müssen. Wartezeit wird oft als verlorene Zeit wahrgenommen, in der wir nicht das tun können, was wir eigentlich machen wollen. Dabei hält uns niemand davon ab, etwas Schönes daraus zu machen. Sie kennen Ihr Kind und wissen, was es gern macht. Überlegen Sie ein kleines Repertoire an Dingen oder Spielen, die es allein oder mit Ihnen gemeinsam spielen darf, wenn es heißt zu warten.

Ein paar Ideen für die Wartezeit:

Allein:

- Dinge zählen (z.B. in dem Einkaufswagen)
- Mini-Körperreise (Wie geht es meinen Körperteilen gerade?)
- Wissenschaftlicher Beobachter:
  Ihr Kind darf Ihre oder die Aktivitäten anderer genauestens beobachten und sich überlegen, warum Sie oder eine andere Person diese Sache macht. Es dürfen dabei keine Fragen gestellt werden. Im Anschluss darf Ihr Kind Ihnen seine Forschungsergebnisse mitteilen.
- Slow-motion

Gemeinsam:

- Ich sehe was, was du nicht siehst
- Was um uns herum sieht schön aus?
- Was machen die anderen Familienmitglieder (Oma, Opa, Geschwister, Mama, Papa) wohl gerade?
- Was können wir jetzt gerade mit unseren unterschiedlichen Sinnen (Hören, Sehen, Fühlen, Tasten) wahrnehmen?

Der Effekt wird verstärkt, wenn es sich um Dinge oder Spiele handelt, die nur in Wartezeiten gemacht werden dürfen. Somit bekommt Wartezeit für Ihr Kind eine besondere Bedeutung und ersetzt das Gefühl verlorener Zeit. Nicht ratsam sind Beschäftigungen mit dem Handy oder Tablet, da sie die Aufmerksamkeit weg vom momentanen Geschehen lenken. Gleiches gilt für Bücher oder Hörbücher. Auch wenn es angenehm ist, die Zeit mit einer spannenden Lektüre zu verkürzen, führt dies eher zur Entfernung aus der Gegenwart. Um Achtsamkeit zu üben, sollte die Aufmerksamkeit voll und ganz auf den Augenblick gerichtet sein. Natürlich bedeutet dies nicht, dass Ihr Kind kein Buch lesen soll oder sich stets von Handy und Tablet fernhalten muss. Nur ab und zu sollten diese Ablenkungen verschwinden, um beim Warten achtsam den Augenblick wahrzunehmen.

Stillsitzen wie ein Frosch

Eine weitere schöne Übung für einen achtsamen Umgang mit Zeit und mehr Geduld ist die Wahrnehmung einer Minute.

Wie lang ist eine Minute? Lang oder kurz? Fragen Sie Ihr Kind und Sie bekommen höchstwahrscheinlich die Antwort: kurz.

Dann sollte es ja kein Problem sein, eine Minute lang ganz still zu sitzen. Stellen Sie eine Stopp- oder Eieruhr, setzen Sie sich gemeinsam mit Ihrem Kind hin und schließen Sie die Augen. Keiner darf etwas sagen oder aufstehen, bis die Zeit abgelaufen ist und der Ton erklingt. Tauschen Sie sich anschließend mit Ihrem Kind aus, wie es die Minute empfunden hat. Diese Übung kann für ältere Kinder auch auf mehrere Minuten erweitert werden.

Emotionsregulation

Um mit Gefühlen umgehen zu können, müssen Kinder erst einmal verstehen, was Emotionen überhaupt sind und welche verschiedenen Arten es gibt. Fragen Sie Ihr Kind, welche Gefühle es kennt und in welchen Situationen es diese bereits erlebt oder bei anderen gesehen hat.

Falls Ihr Kind Gefühle noch nicht so gut zuordnen kann, können Sie gemeinsam Gefühlsmemory spielen und Bilder mit Gesichtern, die verschiedene Emotionen zeigen, entsprechend benennen. Dieses Spiel können Sie auch mit reellen Personen spielen. Beobachten Sie bei einem gemeinsamen Ausflug oder Spaziergang die vorbeigehenden Personen und lassen Sie Ihr Kind versuchen zu erkennen, welches Gefühl die Person gerade empfindet. Überlegen Sie gemeinsam, warum sich die Person gerade so fühlt: Lächelt Sie gerade, weil Sie eine liebe Nachricht erhalten hat? Schaut sie grimmig, weil sie sich mit einem Freund gestritten hat? Wirkt sie leidend, weil sie krank ist?

So übt ihr Kind sich im Erkennen und Benennen von Gefühlen und wird achtsamer gegenüber den eigenen aber auch den Gefühlen anderer.

Staubsaugerübung (Loslassen)

Um Kindern den Umgang mit schwierigen Situationen und negativen Emotionen zu erleichtern, eignet sich die sogenannte Staubsaugerübung.[12]

Machen Sie es sich mit Ihrem Kind bequem. Setzen Sie sich am besten gegenüber.

1. *Erinnerst du dich an das letzte Mal, dass du wütend, traurig oder enttäuscht warst? Wie genau hat sich das angefühlt? Bestimmt nicht so gut, oder?*
2. *Denk mal kurz darüber nach, wie sich diese Gefühle in dir anfühlen, was du in so einem Moment denkst und was ihr dann tut. Kannst du in solchen Momenten auch eine Anspannung im Körper spüren? Wo genau?*
3. *Lass uns zusammen lernen, wie wir mit diesen unangenehmen Gefühlen besser umgehen können und wie wir sie vielleicht loswerden können.*
4. *Stell dir vor, die ganzen unangenehmen Gefühle wie ein Staubsauger aufzusaugen. Halte jetzt die gesamte Anspannung für 5 Sekunden in deinem Körper. Schließe die Gefühle ganz fest ein, zieh die Schultern zu den Ohren, mach deine Hände zu Fäusten und kneife dein Gesicht zusammen.*
5. *Jetzt lasse alles ganz locker und puste die gesamte Luft durch den Mund nach draußen. Stell dir vor, die ganzen unangenehmen Gefühle, die du vorher*

---

[12] teilweise entnommen aus: ***Entspannung, Achtsamkeit und Auflockerungsübungen***, NÖGKK

aufgesaugt hast, fließen mit der Luft aus dir heraus und lösen sich auf. Du kannst dich auch kurz schütteln, damit der letzte Rest der Anspannung von deinem Körper abbröckelt.

6. *Mache eine kurze Pause und fühle, wie die Muskeln in deinem Körper sich entspannen.*
7. *Lass uns nun das Ganze noch zwei Mal wiederholen, bis du wirklich alles losgeworden bist.*

Dankbarkeit ausdrücken

Dankbarkeit wirkt nachweislich gesundheitsfördernd und macht glücklich. Als eines der grundlegenden positiven Gefühle beschäftigt sich die positive Psychologie mit seiner weitreichenden Wirkung. Menschen, die Dankbarkeit regelmäßig zum Ausdruck bringen, leiden seltener an Depressionen, Essstörungen, Phobien und sind weniger suchtgefährdet. Genauso wie Erwachsenen empfohlen wird, sich bewusst zu machen, wofür Sie dankbar sind, sollten auch Kinder lernen, dass nicht alles selbstverständlich ist. Dankbare Kinder sind aufmerksamer, resilienter und zufriedener mit ihrem Leben.

Führen Sie ein kleines Ritual ein, wenn Sie Ihr Kind ins Bett bringen. Nehmen Sie sich einen Moment, um gemeinsam zu überlegen, wofür Sie und Ihr Kind heute dankbar sein können. *Was hat am meisten Spaß gemacht oder mit wem war es heute besonders schön?* Diese Reflektion lässt Ihr Kind die Dinge und Momente, die es am Tag erlebt hat, wertschätzen und mit einem guten Gefühl einschlafen. Außerdem gewinnt das Wort „Danke“ für Ihr Kind an Bedeutung und ist nicht nur ein Pflichtwort, dass man sagen muss, wenn man etwas von jemandem bekommt.

Notieren Sie die Gedanken Ihres Kindes (und gegebenenfalls Ihre eigenen) in ein Dankbarkeitstagebuch. Es wird eines Tages voller schöner Erinnerungen sein, auf die Sie gemeinsam zurückblicken können.

Für die älteren Kinder empfiehlt sich ein eigenes Tagebuch. Dort können Sie nicht nur ihre Sorgen loswerden, sondern auch auf die schönen Dinge des Tages zurückblicken. Das Führen eines (Dankbarkeits-) Tagebuches eignet sich daher auch für größere Kinder hervorragend als Einschlafritual.

Entspannungsübungen

Fingerchaos[13]

In der Regel reicht es, Ihrem Kind diese Übung ein- oder zweimal zu erklären. Danach kann es die Übung von ganz allein immer dann machen, wenn es gerade sehr aufgeregt oder angespannt ist, wie zum Beispiel vor einer Arbeit in der Schule. Machen Sie es sich mit Ihrem Kind bequem und setzen Sie sich am besten neben es (Im Gegenüber fällt Ihrem Kind schwerer, die Fingerbewegungen nachzumachen).

Nun lass uns mit dem Fingerchaos beginnen.
Lege deinen rechten Daumen leicht auf die Fingerkuppe deines linken kleinen Fingers. Dann holst du den rechten kleinen Finger nach vorn und lenkst deinen linken Daumen auf die Spitze. Sobald du die neue Verbindung zwischen den beiden Fingern geschafft hast, lösen sich das vorherige Fingerpaar. Als nächstes sucht der rechte Daumen nach dem linken Ringfinger und die beiden begrüßen sich. Dann folgt der linke Daumen mit dem rechten Ringfinger. So geht es der Reihe nach weiter bis beide Daumen jedem Finger der

---

[13] teilweise entnommen aus: ***Entspannung, Achtsamkeit und Auflockerungsübungen***, NÖGKK

anderen Hand begegnet sind. Bist du bei dem letzten Zeigefinger angekommen, kannst du einfach mit dem kleinen Finger wieder von vorn anfangen. Das Ganze kannst du ruhig ein paar Mal wiederholen, bis du den Dreh heraushast, und das Fingerchaos schon ein bisschen schneller entfitzen kannst.

Wie fühlst du dich jetzt? Achte mal auf deinen Atem? Ist er schnell oder eher ruhig? Und deine Muskeln, sind die angespannt oder locker?

Die Stimmgabel

Für diese Übung benötigen Sie eine Stimmgabel oder einen geeigneten Klangkörper (Triangel, Gong, etc.) und eine ruhige Umgebung. Ihr Kind kann bei dieser Übung seine Sinneswahrnehmung üben und sich bewusst machen, was eine Wahrnehmung in ihm auslöst. Dazu wird die Aufmerksamkeit bewusst auf einen äußeren Reiz gelenkt, auf einen einzelnen Ton.

Schlagen sie die Stimmgabel oder den Klangkörper an und lassen Sie Ihr Kind horchen. Es soll Ihnen ein Zeichen geben, wenn es den Nachklang nicht mehr wahrnimmt. Wiederholen Sie dies ein paar Mal und lassen Sie zwischen den Tönen jeweils eine kurze Pause.

Fragen Sie Ihr Kind im Anschluss, wie es die Übung wahrgenommen hat, was es gefühlt hat und welche Gedanken es hatte. Diese Übung kann eine beruhigende Wirkung haben, wenn Ihr Kind zuvor von vielen Reizen überflutet wurde. Es wirkt entspannend, sich nur auf eines statt auf zehn Dinge zu konzentrieren.

Meditation für Kinder

Meditation ist nicht nur für Erwachsene geeignet. Auch Kinder können mit Spaß an Meditation herangeführt werden und so achtsamer und ausgeglichener werden. Durch das ständige Einwirken von Eindrücken haben es auch Kinder nötig, ab und zu abzuschalten. Meditation ist die Lenkung der Aufmerksamkeit auf das Innere und hilft somit, sich von äußeren Reizen und Ablenkungen abzugrenzen. Das heißt keinesfalls, dass man nur stillsitzend und schweigend meditieren kann. Für Kinder gibt es auch dynamische und interaktive Meditationsformen. Dabei reicht eine kurze Meditationszeit von ca. 5 Minuten (ab 10 Jahren 10-15 Minuten) aus, da Kinder wesentlich schneller als Erwachsene tiefenentspannen.

Meditation mit Kindern sollte also kurz und bewegungsreich sein und am besten auf einen Gegenstand oder ein greifbares Thema gerichtet sein. Für die Kleinen eignet sich vor allem die Meditation mit einfachen Objekten wie einem Stein, einer Nuss oder einer Blume beziehungsweise Fantasiereisen in Welten, die sie schon begreifen können.

Gibberish

Eine sehr schöne, auflockernde Einstiegs-Meditation ist die Gibberish Meditation. Sie hilft nicht nur Erwachsenen gegen Stress und Gedankenchaos. Auch Kinder können so ihre Anspannung loswerden. Giberish, im Deutschen auch Gibberisch, ist eine Fantasiesprache, bei der nur eine einzige Regel gilt: Das Gesprochene darf keinen Sinn machen. Man kann jegliche Töne, Gestik und Gesichtsausdrücke machen, ohne dabei echte Worte zu formulieren. Man brabbelt einfach darauf los. Da Kinder es lieben, unsinniges Zeug zu reden, macht Ihnen diese Form der Meditation auf jeden Fall Spaß. Machen Sie die Gibberish-Meditation ruhig mir Ihrem Kind gemeinsam und brabbeln Sie einfach für ein paar Minuten. Das ist lustig und wirkt gleichzeitig befreiend.

Rosinenmeditation

(ab 5 Jahren)

Eine gute Einstiegsübung für achtsames Essen und Trinken ist die sogenannte *Rosinenübung*. Für diese Objekt-gerichtete Meditation brauchen Sie lediglich eine Rosine, die Ihr Kind beobachten und schmecken kann. (Wenn Ihr Kind keine Rosinen mag, können Sie stattdessen eine Nuss oder ein anderes kleines Lebensmittel nehmen.)

1. *Wir wollen uns heute einmal eine Rosine genauer anschauen.*
2. *Nimm die Rosine zuerst in deine Hand und schaue sie dir ganz genau an. Fühle ihr Gewicht in deiner Hand – sie ist ganz schön leicht, oder?*
3. *Halte die Rosine ganz nah vor dein Gesicht und erkunde sie. Welche Farbe hat sie? Wie ist ihre Oberfläche und wie wirken die ganzen kleinen Falten, die sie so runzelig machen? Was fällt dir noch auf?*
4. *Nun wollen wir die Rosine einmal mit der Nase erforschen. Halte Sie sie dazu an deine Nase und rieche an der Rosine. Riechst du etwas? Magst du den Geruch? Passiert etwas mit deinem Speichel im Mund oder macht dein Bauch ein Geräusch, wenn du den Geruch der Rosine wahrnimmst? Vielleicht hast du ja Appetit, die Rosine zu essen. Aber halt! Noch nicht!*
5. *Zunächst tasten wir die Rosine ganz vorsichtig mit den Fingern ab. Drücke sie leicht zwischen Daumen und Zeigefinger zusammen und achte jetzt darauf, wie sich*

diese kleine Kugel anfühlt. Schließe ruhig deine Augen, dann kannst du sie noch genauer fühlen.

6. *Als nächstes halte die Rosine direkt vor deine Lippen und warte noch kurz, bis du den Mund aufmachst. Vielleicht bemerkst du ja, dass sich auf einmal mehr Speichel in deinem Mund sammelt.*
7. *Nun kannst du den Mund öffnen und die Rosine auf deine Zunge legen. Schließe deinen Mund und taste die Rosine mit deiner Zunge ab. Kannst du schon den süßlichen Geschmack schmecken?*
8. *Fang langsam an zu kauen. Nach ein bis zwei Kaubewegen halte kurz an und spüre, was in deinem Mund passiert. Wie fühlt sich die Rosine in deinem Mund jetzt an? Schmeckt sie jetzt anders oder immer noch gleich?*
9. *Kaue nun ganz langsam weiter und schlucke die Rosine herunter. Aber erst, wenn du sie ganz klein zerkaut hast.*
10. *Wenn von der Rosine in deinem Mund nichts mehr übrig ist, schmecke mal, ob da noch ein leichter Rosinengeschmack in deinem Mund übriggeblieben ist.*

Wie war es für dich, eine kleine Rosine so lang zu untersuchen und langsam zu essen? Wie hast du dich dabei gefühlt und wie fühlst du dich jetzt?

Steinmeditation

(ab 4 Jahren)

Bei dem nächsten gemeinsamen Spaziergang geben Sie Ihrem Kind den Auftrag, sich einen Stein auszusuchen, den es mit nach Hause nehmen darf. Er sollte nicht zu schwer, aber auch nicht zu klein sein, so dass er in die Hosentasche passt. Zuhause angekommen setzen Sie sich gemeinsam bequem hin oder legen sich auf den Rücken. (Tipp: Ruhig vor Beginn den Stein waschen und trocknen lassen.)

Halte den Stein in deiner Hand. Schau ihn dir genau an. Wie sieht er aus? Welche Farbe hat er und wie ist er geformt? Ist er schwer oder leicht? Ist er eher rund oder hat er viele Ecken? Taste ihn in Ruhe ab, bis deine Finger jedes Stück seiner Oberfläche berührt haben.

Du kannst auch einmal an ihm riechen. Und jetzt halte ihn einmal an dein Ohr. Hörst du etwas? Vielleicht schmeckt er ja nach etwas. Streck mal deine Zunge ein Stückchen heraus und berühre den Stein damit. Und?

Jetzt kennst du den Stein schon etwas besser, weißt wie er aussieht, wie er sich anfühlt, riecht und sogar schmeckt. Stell dir nun einmal vor, du könntest so klein sein wie der Stein. Dann wärst du ganz schön winzig! Und jetzt stell dir vor, der Stein könnte so groß sein wie du. Das wäre ein richtiger Felsbrocken, stimmt's?

Stell dir vor, du gehst um den Felsen herum. Auf der anderen Seite entdeckst du eine Höhle. Die ist gerade groß genug, dass du hineinpasst. Du bist neugierig und gehst in die Höhle. Du hast keine Angst, denn du siehst, dass da hinten Licht ist. Du gehst tiefer in die Höhle hinein, dorthin wo das Licht herkommt. Du kommst in ein Zimmer mit ganz hohen Decken. Du schaust nach oben und siehst, dass die Sonne durch die Ritzen in der Decke scheint. Aha! Deshalb ist es hier drinnen so hell! Auf dem Boden liegen ganz viele Kissen, auf denen du es dir jetzt bequem machst. Du schließt deine Augen und fühlst, wie die Sonnenstrahlen dein Gesicht berühren und dich mit Wärme und Energie aufladen. Nach einer Weile stehst du auf, gehst langsam aus dem Zimmer heraus und verlässt die Höhle. Als du dich zum Felsen umdrehst, ist der wieder ganz klein geworden und liegt als Stein in deiner Hand. Jetzt weißt du aber, dass in dem Stein ein schönes, gemütliches Zimmer ist, in dem immer die Sonne scheint. Du brauchst nur den Stein mitnehmen und kannst jederzeit an diesen Ort zurückkehren, wenn du mal kurz deine Batterien aufladen möchtest. Und wenn du den Stein gerade nicht brauchst, kannst du ihn ganz einfach in deine Hosentasche stecken.

Diese Meditation gibt Ihrem Kind die Möglichkeit eines imaginären Zufluchtsortes in seinem Kopf. Durch den Stein, der wirklich existiert und den es anfassen kann, wird dieser Ort greifbar.

Kleine Tanzmeditation

(ab 4 Jahren)

Vielleicht kennen Sie das Konzept von 5Rhythms, vielleicht ist Tanzmediation ein neuer Begriff für Sie. Diese Form der Meditation bewirkt, dass wir uns befreien und unsere Gefühle und Emotionen durch Bewegungen nach außen fließen lassen können. Sie fördert ebenso die eigene Körperwahrnehmung und das Rhythmusgefühl. Bei der Tanzmeditation für Erwachsene werden über einen Zeitraum von zwei Stunden fünf verschiedene Musikstile durchlaufen, zu denen man sich frei bewegen kann. Dabei kommen die verschiedensten Gefühle zum Vorschein, die durch den Bewegungsfluss und die Musik ausgelöst werden. Für Kinder ist ein kürzerer Zeitraum und eine Auswahl von ein bis drei Musikstücken empfehlenswert. Am besten gehen die Musikstücke ineinander über, damit keine Pause oder ein Schnitt entsteht.

Wählen Sie Musik ohne Gesang, sodass sich Ihr Kind ganz auf die Melodie und den Rhythmus konzentrieren kann. Suchen Sie die Musik nach Tempo und nicht unbedingt nach Stil aus. Für Kinder bis 6 Jahren eignet sich Musik bis zu 100bpm, für Schulkinder wirken 80bpm noch entspannend. Regeln Sie die Lautstärke so, dass die Musik gut zu hören ist und keine Geräusche von draußen lauter sind. Machen

Sie ein bisschen Platz im Raum, damit Ihr Kind sich frei bewegen kann. Sagen Sie ihm, dass es sich so bewegen kann, wie es möchte. Alle Bewegungen sind erlaubt.

Such dir einen schönen Platz im Zimmer und setze oder knie dich hin. Kugel dich zusammen und schließe die Augen. Wenn die Musik angeht, lässt du dich von Ihrer Melodie wecken. Bewege erst deine Arme und Hände und später auch deine Beine und Füße. Lass dich von der Musik durch den Raum tragen, mach dich groß oder klein, breit oder schmal, krumm oder gerade, je nachdem, was die Musik dich fühlen lässt. Du kannst dich drehen, hüpfen oder hin und her baumeln. Denke nicht über die Bewegungen nach, sondern lass deinen Körper einfach fließen und das machen, wonach ihm ist. Tanze…

Am Ende blenden Sie die Musik langsam aus und lassen Ihr Kind den Tanz ausklingen. Die Länge dieser Meditation hängt ganz von der Reaktion Ihres Kindes ab. Probieren Sie es am Anfang mit 10 Minuten und verlängern Sie die Zeit, wenn gewünscht. Setzen Sie sich anschließend zusammen hin und nehmen Sie sich gegenseitig an die Hände. Fragen Sie Ihr Kind, was es beim Tanzen gefühlt hat, ob es je nach Musik verschiedene Dinge gefühlt hat und wie es ihm nach dem Tanzen geht. Welche Musik hat ihm am besten gefallen?

Sie können die Tanzmediation natürlich auch gemeinsam mit Ihrem Kind machen, solang ihr Kind trotzdem seine eigenen Bewegungen macht und Sie nicht nachahmt. Wichtig ist, dass während des Tanzes nicht gesprochen wird und sich jeder so ausdrücken und bewegen kann, wie er oder sie es möchte.

Fantasiereisen

Fantasiereisen eignen sich besonders gut als Einstieg in die Meditation. Kinder können sich an einer greifbaren Geschichte orientieren, während sie sich mit ihren eigenen Gefühlen und Empfindungen auseinandersetzen.

Die Fantasiereisen können Sie mit Ihrem Kind überall machen. Einzige Bedingung ist, dass Sie ungestört sind und Ihr Kind nicht mitten in der Geschichte abgelenkt wird.

Mach es dir bequem und schließe deine Augen. Wenn deine Augen nicht von allein zubleiben wollen, kannst du dir auch etwas über deine Augen oder deinen Kopf auf deine Hände legen. Atme ganz langsam ein paar Mal tief ein und aus und achte dabei auf die Bewegung von deinem Bauch. Ein und aus. Ein und aus. Schön, jetzt bist du bereit für…

Eine Reise durch die Welt der Farben (ab 5 Jahren)
Stell dir vor, du stehst auf einer frischen, grünen Wiese. Du spürst das Gras unter deinen Füßen und das Kitzeln des Windes auf deiner Haut. Der Wind wird stärker und nimmt dich mit auf seine Reise durch die Welt der Farben. Gemeinsam steigt ihr hoch in den Himmel. Um dich herum strahlt ein helles Blau und keine einzige Wolke ist weit und breit in Sicht. Du schaust nach unten und entdeckst den tiefblauen

Ozean. Das satte Blau zieht dich in seinen Bann und bringt dir Ruhe und Entspannung. Du siehst ein paar Delfine aus dem Wasser springen, um dich zu begrüßen. Du winkst zurück und freust dich, dass sie dich von dort unten entdeckt haben. Du fliegst weiter und spürst nun die wärmende Sonne auf deinem Gesicht. Die Sonnenstrahlen hüllen alles in ein warmes Gelb, fast ein bisschen wie Honig, denkst du. Du nimmst das Gelb in dir auf und merkst, wie es dich von innen mit Licht und Freude füllt. Du fängst an zu lächeln. Als du wieder nach unten schaust, entdeckst du eine kleine bunte Insel und beschließt, dort zu landen. Der Wind setzt dich ganz langsam und sanft ab und du sinkst auf die Insel wie eine leichte Feder. Du landest mit deinen Füßen in weißem, warmem Sand. Er ist ganz weich und du genießt, wie die Wärme von deinen Fußsohlen durch deinen Körper dringt. Dir geht es so richtig gut.

Die Sonne steht nun schon etwas tiefer und wird bald untergehen. Durch das Licht wirkt alles um dich herum nun orange. Das Orange gibt dir Kraft und Selbstbewusstsein für deine weitere Reise. Du beginnst, durch die Palmen ins Innere der Insel zu laufen. Um dich herum sind riesige Bäume und andere Pflanzen und du musst dich richtig anstrengen, um in dem dichten Dschungel voranzukommen. Plötzlich landet ein roter Papagei vor dir auf einem Ast, kippt seinen Kopf zur Seite und schaut dich mit seinen Kulleraugen an. Du bleibst stehen und ihr schaut euch gegenseitig an. Dann fliegt der Papagei wieder los und schlägt kräftig mit seinen Flügeln. Dabei löst sich rotes Puder von seinen Flügeln und wirbelt um dich herum. Es bleibt auf deiner Haut liegen und schenkt dir Mut und Durchsetzungsvermögen. Du gehst weiter und entdeckst auf dem Boden eine lila Blüte. Du bückst dich und schnupperst an ihr. Sie riecht richtig gut. Du atmest noch einmal tief ihren Duft ein und bemerkst, wie dabei der leuchtende violette Blütenstaub um deine Nase tanzt. Du fühlst, wie er deine Ideen weckt. Nun richtest du dich wieder auf und merkst, dass du auf einmal wieder auf der grünen Wiese vom Anfang der Reise stehst. Das Grün ist so satt und das Gras riecht so frisch, dass du richtig gute Laune bekommst und dich lebendig fühlst. Du streckst deine Arme aus und schaust nach oben, wo du einen Regenbogen entdeckst. Dieser trägt all die Farben, die dir auf deiner Reise begegnet sind: Blau, Gelb, Rot, Lila und Grün. Du bedankst dich bei all diesen Farben, für die Gefühle, die sie dir geschenkt haben und verabschiedest dich von ihnen. Es wird Zeit, die Wiese zu verlassen und wieder in das Hier und Jetzt zurückzukehren. Du nimmst die gute Laune mit und beginnst erst mit den Zehen und dann mit den Fingern zu wackeln, bevor du langsam deine Augen öffnest.

Eine Reise in den Zauberwald (ab 5 Jahren)

Du fühlst dich ganz entspannt und deine Beine und Arme liegen locker da. Auf einmal spürst du, wie etwas deinen kleinen Zeh berührt. Du blickst an dir herab und entdeckst ein kleines, verschrumpeltes Gesicht, was dich anlächelt. Sieht aus wie eine Rosine, denkst du dir…Die kleine Rosine ist eigentlich ein Waldgeist namens Korki. Korki möchte dich mit auf seine Reise in den Zauberwald nehmen. Du brauchst keine Angst haben, denn Korki ist dein persönlicher Waldgeist und beschützt dich. Zusammen macht ihr euch auf den Weg in den verzauberten Wald. Dort gibt es alles an Fantasiewesen, was du dir nur vorstellen kannst: Elfen, Zwerge, Einhörner, laufende Bäume, sprechende Blumen und und und… Der Wald ist voller Leben und trotzdem ist es angenehm still. Du hörst nur ein leises Klingeln und Blubbern, wenn die wundersamen Wesen an dir vorbeiziehen. Du horchst ganz genau hin und kannst schon erkennen, welches Wesen als nächstes entlang- kommt. Die Einhörner schnaufen ganz tief, die Elfen klingen wie kleine Glöckchen und die Zwerge brummen. Korki führt dich auf einen kleinen Hügel und ihr setzt euch zusammen in das grüne Moos. Von dort oben könnt ihr wunderbar das gesamte Geschehen im Zauberwald beobachten. Korki zeigt dir die verschiedenen Behausungen der Waldbewohner. Die Elfen wohnen in den Blumen auf der Lichtung. Jede Elfe wohnt in der Blume, die die Farbe ihrer Flügel trägt. Die blaue Elfe wohnt in der blauen Blume, die rote in der roten und so weiter. Dein Blick geht weiter, du siehst wie die Zwerge ihre kleinen Haustüren in den Wurzeln der Bäume öffnen und schließen. Aha! – denkst du, sie wohnen also dort. Korki möchte dir auch sein Zuhause zeigen und führt dich von dem Hügel herunter. Ihr kommt zu einem See und Korki marschiert vor dir ins Wasser. Du zögerst einen Moment, folgst ihm dann aber, weil du ja weißt, dass er dein Schutzgeist ist. Du spürst, wie das Wasser erst deine Füße und dann deine Beine erfrischt und beschließt, einmal ganz unterzutauchen. Das kühle Wasser tut richtig gut. Nicht weit vom Ufer schwimmt eine große Seerose. Gemeinsam klettern du und Korki in die Rose hinein und du landest mitten in Korkis Wohnzimmer. Es ist richtig gemütlich eingerichtet und ein paar Sonnenstrahlen, die durch die Baumkronen des Waldes scheinen, machen es angenehm warm in Korkis Zuhause. Ihr macht es euch auf einem der Seerosenblätter gemütlich und lasst euch von den Sonnenstrahlen trocken. Du atmest tief ein und riechst die frische Waldluft. Du nimmst ganz viele verschiedene Gerüche wahr. Erst riechst du die grünen Blätter der Seerose, dann den Duft der wurzeligen Erde und schließlich den süßlichen Geruch der Elfen-Blumen. Du nimmst noch ein paar tiefe Atemzüge und lässt die Düfte durch deinen ganzen Körper strömen. Du denkst an all die Wesen, die du mit Korki gesehen hast und dass jedes dieser Wesen ein schönes kleines Zuhause hier im Wald hat. Du freust dich für alle Waldbewohner, und liegst lächelnd auf der Seerose. Du fühlst dich geborgen und bist dankbar für deinen Freund Korki. Dieses Gefühl gibt dir neue Energie und du fühlst dich stark. Nun reicht dir Korki seine Hand und du weißt, es ist Zeit wieder zu gehen. Neben der Seerose taucht ein Fisch mit Flügeln auf und blubbert dich lächelnd an. Du verstehst die Einladung und machst es dir auf seinem Rücken bequem. Er wird dich nun zurück ins Hier und Jetzt fliegen. Du verabschiedest dich von Korki und den Zauberwesen und fliegst mit dem Fisch davon. Du schaust noch mal über deine Schulter und siehst den Zauberwald mit seinen Bewohnern aus der Ferne. Du lächelst, weil du siehst, wie dir alle winken. Der fliegende Fisch setzt dich wieder dort ab, wo du gestartet bist. Du streckst und räkelst dich, atmest noch einmal tief durch und öffnest deine Augen. Du bist nun wieder ganz zurück in der wachen Welt.

Meditation der liebenden Güte

(ab 6 Jahren)

Die Meditation der liebenden Güte, auch Metta Meditation genannt, dient der Pflege und Entwicklung von Mitgefühl. Es bestärkt die wohlwollende Haltung Ihres Kindes sich selbst und anderen gegenüber. Die Metta Meditation wirkt gegen Wut und Ärger und fördert das Gefühl der Liebe.

1. *Mach es dir im Sitzen bequem und schließe deine Augen. Atme tief ein und aus und konzentriere dich auf den Luftstrom, der durch deinen Körper fließt. Merke, wie deine Atmung langsamer und ruhiger wird.*
2. *Du bist jetzt mit deiner Aufmerksamkeit ganz bei dir selbst und sagst dir im Stillen innerlich folgende Sätze:*
    - *Ich bin gut, so wie ich bin.*
    - *Ich möchte glücklich und gesund sein.*
    - *Ich bin frei von Sorgen, Ärger und Schmerzen.*
    - *Ich bin erfüllt mit Liebe und Zufriedenheit.*

    So sendest du dir selbst Liebe.
3. *Jetzt denke an eine Person, die du gernhast und mit der du gern zusammen bist. Das kann jemand aus der Familie oder von deinen Freunden sein.*

    Fühle, wie gern du diese Person hast und sage ihr in Gedanken:
    - *Du bist gut, so wie du bist.*

- *Du sollst glücklich und gesund sein.*
- *Du bist frei von Sorgen, Ärger und Schmerzen.*
- *Ich schicke dir Liebe und Frieden.*

Dein Herz ist offen und wird ganz weit, sodass deine Zufriedenheit durch deinen ganzen Körper fließen kann. Beim Ausatmen strömt dieses wohlige Gefühl aus dir heraus und umgibt deinen gesamten Körper.

4. *Als nächstes denkst du an eine Person, die du nicht so gern magst oder mit der du vor kurzem einen Streit hattest. Diese Person wünscht sich bestimmt ganz ähnliche Dinge wie du selbst. Die Wolke aus Zufriedenheit, die deinen Körper umgibt, ist so groß, dass du auch diese Person darin einschließen kannst. So wie dir selbst und der Person, die du magst, wünschst du auch ihr, dass sie glücklich und gesund sei, frei von Sorgen, Ärger und Schmerz. Du schickst auch Ihr Liebe und Frieden.*
5. *Nun breite das Gefühl der Freundlichkeit und Liebe auf alle Menschen aus. Erst auf alle, die du kennst und dann auf alle Menschen und Lebewesen. Deine Wolke der Zufriedenheit legt sich um die gesamte Erde.*
6. *Du lächelst zufrieden und kehrst langsam wieder zu deiner Atmung und ins Hier und Jetzt zurück. Spüre dem wohligen Gefühl der Liebe noch ein bisschen nach und öffne schließlich deine Augen.*

Das wichtigste zusammengefasst

Achtsamkeit steckt bereits in Ihrem Kind und kann mit ein bisschen Übung und Geduld zu mehr Zufriedenheit, Ausgleich und Gesundheit führen. Sie haben nun alle Grundlagen kennengelernt, um Ihr Kind mit dem Thema Achtsamkeit vertraut zu machen. Hier sind die wichtigsten Punkte noch einmal für Sie zusammengefasst:

- Seien Sie Vorbild und leben Sie selbst achtsam. Kinder schauen sich viele Verhaltensweisen ihrer Eltern ab.

- Legen Sie Wert auf einen achtsamen Umgang in der Familie. So lernt Ihr Kind, auch anderen mit Achtsamkeit zu begegnen.

- Achtsamkeit ist wie ein Muskel, der trainiert werden muss, um stärker zu werden. Führen Sie deshalb kurze, aber regelmäßige Achtsamkeitsübungen durch.

- Wählen Sie den richtigen Zeitpunkt für das Achtsamkeitstraining und erlegen Sie Ihrem Kind die Übungen nicht als Pflicht auf. Das Nicht-Erzwingen ist eines der Grundprinzipien der Achtsamkeit.
- Achtsamkeit ist eine Lebensweise. Versuchen Sie deshalb die Übungen in den Alltag Ihres Kindes zu

integrieren und führen Sie gegebenenfalls Rituale ein.

- Schaffen Sie Ihrem Kind Ruhephasen und geben Sie ihm die Möglichkeit, ab und zu nichts zu tun. Dies fördert die Verarbeitung von Erlebnissen und dient als Regenerationsphase für das Gehirn.

- Jedes Kind ist anders und reagiert auf andere Impulse. Beobachten Sie, welche Übungen für Ihr Kind geeignet sind und passen Sie diese gegebenenfalls an.

Für ein weiterführendes Achtsamkeitstraining gibt es mittlerweile ein breites Angebot an Büchern, Podcasts und Meditations-Apps sowie Kurse. Auch einige Schulen und Kitas haben begonnen, Achtsamkeitstraining in ihr Konzept zu integrieren.

10 Dinge für ein achtsames Familienleben

1. *Kein Moment ist wie der andere.* Wir genießen jeden Augenblick.

2. *Jeder braucht einmal Zeit für sich.* Wir respektieren, dass sich jeder aus der Familie einmal seine Ruhe wünscht.

3. *Gefühle sind okay.* Egal ob gut oder schlecht, jeder hat Gefühle und die darf er auch zeigen.

4. *Mitgefühl.* Wir respektieren die Gefühle der anderen Familienmitglieder und sind für einander da.

5. *Achtsam lebt, wer achtsam isst.* Wir nehmen uns Zeit zum Essen.

6. *Wer liebt, ist achtsam.* Wir sind eine Familie und zeigen uns deshalb, wie gern wir uns haben.

7. *Danke sagen.* Nicht alles ist selbstverständlich und das wissen wir. Wir sind dankbar für das, was wir haben und erleben.

8. *Man lernt nie aus.* Wir können stets voneinander lernen – die Kleinen von den Großen und andersherum.

9. *Leben ist erleben.* Jeder Tag ist anders und neu und wir tauschen uns über unsere Erlebnisse aus.

10. *Jeder möchte gehört werden.* Wir lassen uns gegenseitig aussprechen und hören dem anderen achtsam zu, ohne uns nebenbei abzulenken.

Ein erfülltes Leben für Ihr Kind

Ein wenig Achtsamkeit kann zu einer großen Entwicklung führen. Mit einer achtsamen Lebensweise ebnen Sie Ihrem Kind den Weg zu einem glücklichen, gesunden und erfüllten Leben. Es lernt Achtsamkeit als Werkzeug zu nutzen und so die schönen Dinge wahrzunehmen, aber auch mit schwierigen Situationen umzugehen. Sie gehen als Vorbild voran und können Ihr Kind mit Achtsamkeit auf jedem seiner Schritte zur Seite stehen.

Das Leben Ihres Kindes findet jetzt statt.

Achten Sie auf Ihre gemeinsame Zeit

-

sie ist wertvoll!

wenn Ihnen „*Achtsamkeit für Kinder*" gefallen hat, hinterlassen Sie gerne eine Kundenrezension auf Amazon und empfehlen Sie es weiter an Ihre Freunde.

Impressum

Thomas Langner, Groner Straße 41, 37073 Göttingen

Version 31.01.2019

Printed in Germany
by Amazon Distribution
GmbH, Leipzig

16119076R00061